——原水文化——
您的健康，原水把關

—原水文化—
您的健康，原水把關

這些藥不能一起吃！
遠離藥物交互作用120例

花蓮慈濟醫院藥學部團隊—合著　　**劉采艷**—總策畫

暢銷增訂版

作者群簡介

劉采艷｜花蓮慈濟醫院藥學部主任
邱鴻義｜花蓮慈濟醫院藥學部副主任
陳怡珊｜花蓮慈濟醫院藥學部臨床藥學科主任
張維舜｜花蓮慈濟醫院藥學部藥劑科主任
黃詠銘｜花蓮慈濟醫院藥學部臨床組組長
黃欣怡｜花蓮慈濟醫院藥學部教研組組長
彭鳳宜｜花蓮慈濟醫院藥學部製劑組組長
何銘喜｜花蓮慈濟醫院藥學部中藥組組長
陳仲揚｜花蓮慈濟醫院藥學部臨床藥師
何振珮｜花蓮慈濟醫院藥學部教研組藥師
楊國濱｜花蓮慈濟醫院公共傳播室（攝影）
丁鈺龍｜花蓮慈濟醫院藥學部臨床藥師（攝影）

目錄 CONTENTS

- **012** 如何使用本書
- **014** 專文推薦1 ｜ 正確用藥保健康
  ◎林俊龍（佛教慈濟醫療財團法人執行長）
- **017** 專文推薦2 ｜ 了解藥性，確保用藥療效與安全
  ◎林欣榮（花蓮慈濟醫院院長）
- **020** 前　　言 ｜ 關於藥物交互作用
  ◎劉采艷（花蓮慈濟醫院藥學部主任）
- **292** 藥物索引

Part 1 西藥與西藥交互作用

1. 心血管用藥篇

032	Amiodarone（Cordarone；臟得樂）	VS	Durogesic D-Trans Transdermal Patch（Fentanyl；吩坦尼穿皮貼片劑）
034	Atorvastatin（Tulip；妥寧）	VS	Itraconazole（Sporanox；適撲諾）
036	Cholesyramine Resin（Choles Powder；可利舒散）	VS	所有藥品
038	Clopidogrel（Plavix；保栓通）	VS	Omeprazole（Losec；樂酸克）
040	Desmopressin（Minirin；迷你寧）	VS	Furosemide（Lasix；來適泄）
042	Digoxin（Lanoxin；隆我心；俗稱毛地黃）	VS	Erythromycin（Erythromycin；紅黴素）
044	Digoxin（Lanoxin；隆我心；俗稱毛地黃）	VS	Furosemide（Lasix；來適泄）

003

目錄 CONTENTS

046	Digoxin（Lanoxin；隆我心；俗稱毛地黃） VS	Tetracycline HCl（Tetracycline；鹽酸四環素、四環黴素、金黴素或土黴素）
048	Midodrine（Midorine；邁妥林） VS	Levothyroxine（Eltroxin；昂特欣）
050	Nifedipine（Adapine；壓悅達） VS	Clarithromycin（Klaricid；開羅理黴素）
052	Nitroglycerin（NTG；耐絞寧、硝化甘油舌下錠） VS	Tadalafil（Cialis；犀利士）、Sildenafil（Viagra；威而鋼）
054	Propranolol（Inderal；心律錠） VS	Gliclazide（Kludone MR；速糖淨）
056	Verapamil（Isoptin SR；心舒平） VS	Atenolol（Tenormin；天諾敏錠）

2．抗凝血用藥篇

058	Acetylsalicylic acid（Bokey；伯基、俗稱阿斯匹靈） VS	Magnesium Oxide（MgO；氧化鎂）
060	Apixaban（Eliquis；艾必克凝） VS	Itraconazole（Sporanox；適撲諾）
062	Dabigatran（Pradaxa；普栓達） VS	Dronedarone（Multaq；脈泰克）
064	Edoxaban（Lixiana；里先安） VS	Isoniazid + Rifampicin + Pyrazinamide（Rifater；衛肺特）三合一複方藥錠
066	Rivaroxaban（Xarelto；拜瑞妥） VS	Diclofenac（Voltaren；服他寧）
068	Rivaroxaban（Xarelto；拜瑞妥） VS	Erythromycin（Erythromycin；紅黴素）
070	Rivaroxaban（Xarelto；拜瑞妥） VS	Fedratinib（Inrebic；恩瑞比）
072	Warfarin（Coumadin；可邁丁） VS	Fenofibrate（Lipanthyl；弗尼利脂寧）

| 074 | Warfarin（Coumadin；可邁丁） | VS | Phenobarbital（Luminal；苯巴比特魯） |

3. 抗生素用藥篇

076	Ciprofloxacin（Ciproxin；速博新）	VS	Glimepiride（Amaryl；瑪爾胰）
078	Clarithromycin（Klaricid；開羅理黴素）	VS	Colchicine（Colchicine；秋水仙素）
080	Erythromycin（Erythromycin；紅黴素）	VS	Ergotamine Tartrate & Caffeine Anhydrous（Cafergot；加非葛錠）
082	Fusidate Sodium（Fucidin；服即淨）	VS	Rifampin（Rifampicin；立汎黴素）
084	Fusidate Sodium（Fucidin；服即淨）	VS	Rosuvastatin（Crestor；冠脂妥）
086	Levofloxacin（Cravit；可樂必妥）	VS	Oxethazaine & Polymigel（Strocain；息痛佳音錠）
088	Linezolid（Zyvox；采福適）	VS	Escitalopram（Leeyo；離憂）
090	Moxifloxacin（Avelox；威洛速）	VS	Amiodarone（Cordarone；臟得樂）
092	Rifampin（Rifampicin；立汎黴素）	VS	Tacrolimus（Prograf；普樂可復）
094	Rifampin（Rifampicin；立汎黴素）	VS	口服避孕藥
096	Tetracycline（四環素）	VS	含金屬離子的藥物
098	Trimethoprim-Sulfamethoxazole（Baktar；撲菌特）	VS	Methotrexate（Trexan；治善）
100	Trimethoprim-Sulfamethoxazole（Baktar；撲菌特）	VS	Valsartan（Diovan；得安穩）

目錄 CONTENTS

4. 抗黴菌用藥篇

102	Fluconazole（Diflucan；泰復肯）	VS	Methadone（美沙冬）
104	Fluconazole（Diflucan；泰復肯）	VS	Tacrolimus（Prograf；普樂可復）
106	Fluconazole（Diflucan；泰復肯）	VS	Quinidine（硫酸奎尼丁）
108	Flucytosine（Flusine；弗路欣錠）	VS	Combivir（卡貝茲）
110	Itraconazole（Sporanox；適撲諾）	VS	Esomeprazole（Nexium；耐適恩）
112	Itraconazole（Sporanox；適撲諾）	VS	Felodipine（Plendil；普心寧）
114	Itraconazole（Sporanox；適撲諾）	VS	Silodosin（Urief；優列扶）
116	Terbinafine（Lamisil；療黴舒）	VS	Rifampin/Ethambutol/Isoniazid/Pyrazinamide（AKuriT-4；立剋核-4）
118	Voriconazole（Vfend；黴飛）	VS	Diclofenac（Voltaren；服他寧）
120	Voriconazole（Vfend；黴飛）	VS	Phenytoin（Dilantin；癲能停）

5. 抗病毒用藥篇

122	Acyclovir（Zovirax；艾賽可威）	VS	Valproic acid（Depakine；帝拔癲）
124	Baloxavir Marboxil（Xofluza；紓伏效）	VS	All-Right
126	Dolutegravir（Tivicay；汰威凱）	VS	Metformin（Glucophage；庫魯化錠）

128	Ledipasvir & Sofosbuvir（Harvoni；夏奉寧）	VS	Rosuvastatin（Crestor；冠脂妥）
130	Lopinavir & Ritonavir（Kaletra；快利佳錠）	VS	Ergotamine Tartrate & Caffeine Anhydrous（Cafergot；加非葛錠）
132	Oseltamivir（Tamiflu；克流感）	VS	Warfarin（Coumadin；可邁丁）
134	Paxlovid（Flusine；倍拉維）	VS	Atorvastatin（Tulip；妥寧）

6. 神經系統作用劑篇

136	異嘌呤醇（allopurinol）	VS	Theophylline（Xanthium；善寧）
138	Baclofen（Lioresal；利爾舒）	VS	Morphine sulfate（Morphine；硫酸嗎啡錠）
140	Carbamazepine（Tegretol；癲通）	VS	Felodipine（Plendil；普心寧）
142	Carbamazepine（Tegretol；癲通）	VS	Isoniazid（INH；異菸鹼醯錠）
144	酒石酸麥角胺（Ergotamine Tartrate）	VS	Sumatriptan（Imigran FDT；英格明速溶錠）、Rizatriptan（Rizatan；羅莎疼）
146	Levodopa & Benserazide（Madopar HBS；美道普）	VS	制酸劑
148	Levodopa /Carbidopa（Sinemet；心寧美）	VS	Linezolid（Zyvox；采福適）
150	非類固醇類消炎止痛藥（NSAIDs）	VS	Enalapril（Enalatec；益壓穩）
152	非類固醇類消炎止痛藥（NSAIDs）	VS	Methotrexate（MTX；滅殺除癌錠）
154	Phenytoin（Dilantin；癲能停）	VS	Theophylline（Xanthium；善寧）

目錄 CONTENTS

156	Rizatriptan （Rizatan；羅莎疼）	VS	Bromocriptine （Volbro；歐普酪）
158	Sodium Valproate （Depakine；帝拔癲）	VS	Lamotrigine （Lamictal；樂命達錠）

7. 情緒作用劑篇

160	Agomelatin （Valdoxan；煩多閃）	VS	Ciprofloxacin （Ciproxin；速博新）
162	Alprazolam （Xanax；贊安諾）	VS	Itraconazole （Sporanox；適撲諾）
164	Chlorpromazine （Winsumin；穩舒眠）	VS	Magnesium Oxide （MgO；氧化鎂）
166	Estazolam （Eurodin；悠樂丁）	VS	咖啡因
168	Escitalopram （Leeyo；離憂）	VS	Selegiline （Eldepryl；帕定平）
170	Fluoxetine （Prozac；百憂解）	VS	Metoclopramide （Primperan；腹寧朗）
172	Haloperidol （Haldol；好度）	VS	Propranolol （Inderal；恩特來）
174	Lorazepam （Ativan；安定文）	VS	Codeine （可待因）
176	Methylphenidate （Ritalin；利他能）	VS	Risperidone （Seridol；賽力多）
178	Moclobemide （Aurorix；歐蕾思）	VS	pseudoephedrine （偽麻黃鹼）
180	Moclobemide （Aurorix；歐蕾思）	VS	Fluoxetine （Prozac；百憂解）

182	Olanzapine（Zyprexa；金普薩）	VS	Carbamazepine（Tegretol；癲通）
184	Ramelteon（Rozerem；柔速瑞）	VS	Fluvoxamine（Luvox；無鬱寧）
186	Ziprasidone（Geodon；哲思）	VS	Quinidine（奎尼丁）

Part 2 | 中藥與西藥交互作用

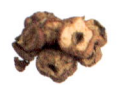

190	礦石甲殼類中藥	VS	Tetracycline HCl（Tetracycline；鹽酸四環素、四環黴素）
192	甘草	VS	Prednisolone（Prednisolone；樂爾爽）
194	丹參、當歸	VS	Warfarin（Coumadin；可邁丁）
196	人參	VS	Warfarin（Coumadin；可邁丁）
198	麻黃	VS	Barbiturates（巴比妥）
200	紅麴	VS	Cyclosporine（Sandimmun Neoral；新體睦）
202	紅麴	VS	Cyclosporine（Sandimmun Neoral；新體睦）
204	酸性類中藥	VS	Trimethoprim-Sulfamethoxazole（Baktar；撲菌特）
206	含丹寧酸類中藥	VS	維生素 B 群
208	含苦杏仁苷（Amygdalin）類中藥	VS	Codeine（可待因）、barbiturates（巴比妥類藥物）
210	含烏頭鹼（Aconitine）類中藥	VS	Digoxin（Lanoxin；隆我心；俗稱毛地黃）
212	三黃瀉心湯	VS	Cyclosprine（Sandimmun Neoral；新體睦）

009

目錄 CONTENTS

Part 3 | 食物與西藥交互作用

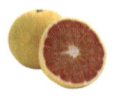

216	葡萄柚汁、柚子汁	VS	Atorvastatin（Lipitor；利普妥）
218	葡萄柚汁	VS	BZD 類（benzodiazepine；苯二氮平）安眠藥
220	葡萄柚汁	VS	Felodipine（Plendil；普心寧）
222	葡萄柚汁	VS	環孢靈 Cyclosporine（Sandimmun Neoral；新體睦）
224	葡萄柚汁	VS	Itraconazole（Sporanox；適撲諾）
226	蔓越莓汁	VS	Warfarin（Coumadin；可邁丁）
228	咖啡	VS	Lithium（Calith；鋰鹽）
230	咖啡	VS	口服避孕藥
232	咖啡	VS	Alendronate（Fosamax；福善美）
234	咖啡	VS	Clozapine（Clozaril；可致律錠）
236	咖啡	VS	Theophylline（Thoin；喘克）
238	綠茶	VS	Warfarin（Coumadin；可邁丁）
240	牛奶	VS	Norfloxacin（Baccidal；滅菌樂爾）
242	可樂	VS	Methotrexate（MTX；滅殺除癌錠）
244	香蕉、柳橙	VS	Spironolactone（Aldactone；安達通）
246	酪胺食品	VS	Moclobemide（Aurorix；歐蕾思）
248	檳榔	VS	Biperiden（Akineton；安易能）
250	深綠色蔬菜	VS	Warfarin（Coumadin；可邁丁）

252	輔酶 Q10	VS	Warfarin（Coumadin；可邁丁）
254	銀杏	VS	Warfarin（Coumadin；可邁丁）
256	銀杏	VS	非類固醇類消炎止痛藥
258	維生素 D	VS	Cimetidine（Stogamet；瑞胃得）
260	鳳梨酵素	VS	Amoxicillin（Amoxicillin；安蒙西林）

Part 4 菸與西藥交互作用

264	菸	VS	Acetaminophen（Panadol；普拿疼）
266	菸	VS	Theophylline（Xanthium；善寧）
268	菸	VS	Warfarin（Coumadin；可邁丁）
270	菸	VS	Propranolol（Inderal；普潘奈）
272	菸	VS	Fluvoxamine（Luvox；無鬱寧）
274	菸	VS	Insulin Glargine（Toujeo；糖德仕注射劑）
276	菸	VS	口服避孕藥

Part 5 酒精與西藥交互作用

280	酒精	VS	Acetaminophen（Panadol；普拿疼）
282	酒精	VS	Metformin（Glucopage；庫魯化）
284	酒精	VS	Glibenclamide（Euglucon；糖必鎮）
286	酒精	VS	Chlorpromazine（Wintermin；穩舒眠）
288	酒精	VS	Codeine（可待因）
290	酒精	VS	Varenicline（Champix；戒必適）

011

如何使用本書

節名
由於西藥種類繁多，為了方便讀者識別，特別區分出七個藥物次分類。

藥品名
統一以「學名（英文品牌名；中文品牌名）」方式呈現。品牌名以原廠品牌示之。

篇名
本書藥物交互作用之篇章，分別就西藥、中藥、食物、菸、酒等，做出分類。

案例
以真實案例帶出發生藥物交互作用時，可能會出現之狀況。

文字說明
針對藥物的原理、效用及發生交互作用的機轉加以說明，並提出避免不良交互作用之建議。

Part 1 西藥與西藥交互作用

1 心血管用藥

心血管用藥	VS	制酸劑
Clopidogrel（Plavix；保栓通）		Omeprazole（Losec；樂酸克）

案例

魯先生工作壓力大，日常飲食常常亂吃，去年感覺胸口有灼熱感及胃酸逆流的現象，聽鄰居說這就是胃食道逆流（Gastroesophageal reflux diseas, GERD），需要照胃鏡做檢查，魯先生因為害怕照胃鏡，於是自行購買 Omeprazole（Losec；樂酸克）治療。前幾天魯先生因為急性心肌梗塞到醫院緊急治療，並且以心導管放入第二個冠狀動脈支架才保住性命。其實魯先生曾經發生過心肌梗塞，並且以 Clopidogrel（Plavix；保栓通）預防再次發病，因為瀕死的恐怖經驗，魯先生一直謹慎遵照指示使用藥物，當大家還找不到這次心肌梗塞的發病原因，魯先生自己透露自行使用樂酸克的行為，大家才恍然大悟，原來是樂酸克與保栓通發生了藥物交互作用導致的結果。

保栓通為一種前驅藥物（註），須於體內經代謝酵素 CYP2C19 先行代謝成活性代謝物，方能抑制血小板活化，進而降低凝血功能，因此曾經中風、心臟病或血管栓塞的

040

藥品圖

每家醫院使用的藥品品牌不同,本書所呈現的是慈濟醫院目前所使用的品牌。

本文作者

撰寫本文之藥師姓名。

顏色區分

為方便讀者閱讀及查詢,每一章節皆以不同顏色區別。

右側書眉

本篇介紹的藥品,以原廠廠牌名稱呈現,方便讀者識別與查找。

BOX

列舉除了案例中提到的藥品之外,其他同類型或作用相同的藥品。

註解

解釋說明內文中提及的醫療專有名詞。

本文作者 邱鴻義藥師

Part 1 保栓通 vs. 樂酸克

病患皆有可能使用此藥。

樂酸克是一種氫離子幫浦抑制劑(proton pump inhibitor, PPI)能有效抑制胃酸分泌,成為胃消化性潰瘍與食道逆流病患自行購藥用藥的首選,然而,樂酸克可能會抑制CYP2C19的酵素活性,進而減少保栓通轉換成活性代謝物,使其療效大打折扣。

臨床試驗顯示,病人併用保栓通與樂酸克類似的氫離子幫浦抑制劑,可能會增加心血管血栓與心血管疾病再發風險。美國FDA也於2009年11月17日發佈的藥品安全資訊提到,同時使用降低胃酸分泌的藥品樂酸克,會與抗凝血藥品保栓通產生交互作用,使保栓通抑制血栓形成的療效降低,增加心臟病發作或中風的風險。

不能和保栓通併用的制酸劑藥品
- Omeprazole 20 mg/cap(Losec;樂酸克)
- Esomeprazole 40 mg/tab(Nexium;耐適恩)
- Rabeprazole 20 mg/tab(Pariet;百抑潰)
- Pantoprazole 40 mg/tab(Pantoloc;保衛康治潰樂)

註:前驅藥物(Pro-drug):指本身不具有藥效,需先經由生物轉化作用後才能發揮效果的藥物。

專文推薦 1

正確用藥保健康

林俊龍｜佛教慈濟醫療財團法人執行長

從前英文有句流行語："One-ill, one-pill, and one-bill."，也就是「一種病、一種藥、一張帳單」，意思是，從前的醫療，一次只看一種病，開一種藥，也只有一張帳單。

相對於過去，現代的醫療愈來愈複雜，醫藥技術進步，導致分科也愈來愈細，檢查項目趨於多元且朝高科技發展，這都是病人之福。但現代醫療已變成——"Multiple-ills, multiple-pills, and multiple-bills."（多種疾病、多種藥物、好幾張帳單）

一位病人來就診時，可能同時罹患多種病症，如果在不同科別或醫院就診，甚至要付多筆不同的醫療費用。只是，當一個病人必須在一天當中服用很多種藥的時候，該怎麼辦呢？例如：一個人有糖尿病，加上高血壓、胃潰瘍，有時會氣喘，萬一出現腎衰竭、呼吸困難、心臟功能不好、再加上循環不良的話，一次就要吃七、八種藥，這些藥物通通加在一起，難免產生交互作用或副作用。

理論上，一次服用兩種以上的藥物，就需要注意藥物

間是否會產生相互作用。如果平日找同一個醫生，對於用藥相互作用的可能性通常都會加以注意。但如果是看不同科別的醫生，即使醫生開藥前會詢問你目前或平時在吃的藥而盡量不重複開藥，但發生藥物相互作用的案例仍時有所聞。

藥跟藥之間，有不同的藥理，人體會有不同的吸收、不同的反應，若服用多種藥物而產生交互作用，輕則降低藥效，對身體不會有太大問題；嚴重者，則可能對人體造成相當大的傷害，甚至引發致死危機。

為了民眾的用藥安全，慈濟醫院的醫囑電子系統已針對用藥安全做把關，當醫師一開立藥方，電腦系統就會自動檢查，如果發現已有另一位醫師為病人開出相同或相似的處方，就會要求醫師調整劑量。醫師開立的藥物之間若會引發交互作用，電腦系統也會跳出警示畫面，提醒醫師調整藥單。

一般來說，內科醫師、家庭醫學科醫師比較會留意藥物對人體整體的系統性作用，而最常見的處理方式就是調劑量。例如，從兩個科別都拿到會加速新陳代謝的藥，一旦吃進身體裡，藥的效用會延長，可能從十二小時延長到十八或二十四小時，那麼就必須將劑量減少。

民眾對於自己需要服用的藥物如果有疑問，其實醫院都提供了許多諮詢管道，不管是向主治醫師、護理師詢問，或者是透過醫院的用藥諮詢櫃臺、用藥諮詢專線電話做查

專文推薦 1

詢,還是使用藥劑單位在網路上提供的資料查詢系統,只要有一定的可信度,都有助於提升民眾用藥的安全。這本書中,也有正確答案可供查詢。

欣見花蓮慈濟醫院藥學部團隊在繁忙的工作之餘,共同完成了這本書,詳細列舉超過 120 個常見案例,除了說明藥物間的作用之外,也貼心提醒關於藥物與食物之間的交互作用。期待此書能讓民眾得以正確用藥,更能讓所有吃進身體裡的藥物都能在病人身上發揮最大的療效。祝福所有正在服藥治療的病人們,都能快速、良好地康復!也祝福各位讀者身體健康,闔家平安。

專文推薦 2

了解藥性，
確保用藥療效

林欣榮｜花蓮慈濟醫院院長

　　隨著生物醫學日新月異，治療各種疾病的藥物也推陳出新。面對種類繁多的藥物，如何正確使用就成了大學問，而守護病人用藥安全的重要角色，就由藥師來擔任。特別是各種藥物或多或少都有其副作用，藥物和藥物或食物之間、西藥和中藥之間等，也多存在互相交互作用的可能性，可能產生拮抗、相加或相乘等作用，影響到療效，這對病人來說是不可忽視的用藥風險。

　　花蓮慈濟醫院藥學部團隊本持證嚴法師「人本醫療、尊重生命」的創院理念，繼二〇〇六年出版《醫院常用藥100問》，詳盡解說民眾最想知道的醫院處方藥、指示藥及成藥等常見的一百個用藥問題之後，又於二〇一二年再次出版《15大國民用藥事典》，針對國人最常見的十五類用藥，幫助讀者更深一層認識藥物，這也是一本確保健康用藥的最佳工具書。

　　二〇一七年，藥學部團隊再接再厲針對藥物與藥物、

專文推薦 2

食物、菸、酒精等的交互作用撰寫第三本藥物衛教新書《這些藥,不能一起吃:遠離藥物交互作用 100 例》,並分別於二〇二一及今(二〇二五)年陸續增訂改版,透過相關文獻資料驗證及實際案例,方便民眾閱讀之外,也可提供醫師、護理師等醫療專業人員參考。在慈濟醫院,透過醫師和藥師的密切合作,特別是藥師的專業檢視,更大大提升病人的用藥安全。

在臨床上,以我最常見的帕金森氏病為例,這種疾病用藥複雜,單單劑量的多寡,即可能造成病人兩極的反應,特別是對藥物反應較敏感的病人,藥劑量多一些,可能會引發病人幻覺幻聽,例如眼前出現蟲蟲,或是聽到奇怪的聲音等。若是遇到較資淺的醫師,可能就會會診身心科醫師,如果因幻覺幻聽被診斷有精神分裂症,就再加上幾種藥,結果不僅原先症狀沒解決,反而加重病情。事實上,只要調整用藥劑量,病人症狀即可獲得改善。

老人家往往有多種慢性疾病上身,服用的藥物也多,曾經有病人抱怨有嗜睡的問題,想要做更精密的檢查,結果一檢視他的用藥,發現多顆藥中就有大半的止暈藥,其中有些藥劑有嗜睡副作用,後來只略加調整一下用藥,老人家的嗜睡症狀隨即消失,生活機能與品質也提升了。

本書針對藥物與藥物交互作用,不僅針對西藥分別有心血管用藥篇、抗生素用藥篇、抗黴菌劑用藥篇、抗病毒

藥物篇、情緒作用藥物篇；同時，也針對西藥與中藥、食物與西藥、西藥與酒精、菸等交互作用，逐一說明。例如常見的當歸、人參、丹參、紅麴、葡萄柚汁、香蕉、咖啡、檳榔、牛奶等都在本書清單上，值得收藏、閱讀，對於民眾來說可列為家庭必備的好書。

前言

關於藥物交互作用

劉采艷｜花蓮慈濟醫院藥學部主任

何謂藥物交互作用

「藥師，我的藥怎麼這麼多？吃完這些藥，肚子都飽了。」這是很多慢性病患在看了好幾科醫師，領了一大堆藥物之後的共同心聲。

同時使用愈多種藥物，潛在的藥物交互作用風險就愈增加。甚至只要服用 2 至 3 種以上藥物就至少會有一種藥物交互作用。有研究指出，隨著年齡增加，潛在藥物交互作用也會隨著增加。根據國內 2009 年健保資料庫的分析，一年 195,770,950 件處方箋，共 989,349,362 項處方用藥下，經分析校正後，發現潛在有 31,313,542 筆藥物交互作用發生，統計其發生率約為 15.99%。而在台灣的四個醫療院所層級發生率，分別為醫學中心 19.32%，區域醫院 13.22%，地區醫院 13.73%，基層診所 16.83%（註1），可見交互作用的發生，與醫療機構等級高低無關。民眾需要對藥物交互作用建立正確清楚的觀念，才能確保自己的藥物治療能達到有效且安全的目標。

慈濟醫院的電腦醫囑系統早在 2009 年即已建置藥物交互作用警示系統，2013 年更新增中、西藥物交互作用偵測功能。依據藥物交互作用參考書《Drug Interaction facts》所

列,將具臨床意義的 182 組配伍禁忌,鍵入慈濟醫院交互作用偵測系統資料庫。當二位不同醫師開立會產生交互作用的處方時,電腦就能偵測出來,跳出警訊,通知處方醫師修改處方,以預防不良藥物交互作用發生。除警示作用之外,系統也同步經由臨床藥師照會系統通知負責藥師,由藥師對住院中的病人進行用藥評估及提供用藥建議。(圖一)

圖一、慈濟醫院藥物交互作用警示畫面

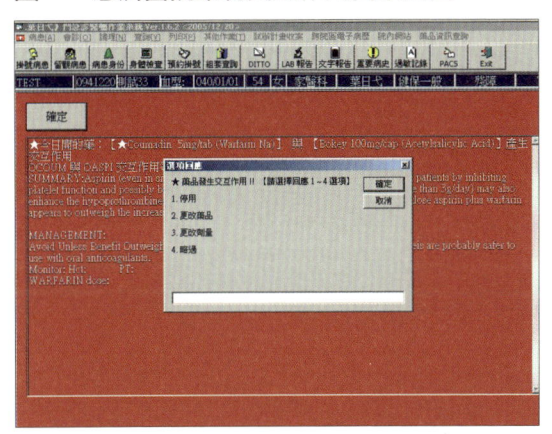

註1:參考資料:王博彥。各層級醫療院所門診藥物交互作用分析——以全民健康保險學術研究資料庫為例,北醫醫學資訊研究所碩博士論文。

前言

　　本書累積慈濟醫院藥師多年在衛教病人時所發現,由於民眾多處看診領藥,甚至自行購藥,因不清楚藥物交互作用可能產生的結果,以至於發生藥物交互作用的案例。透過超過 120 個藥物交互作用案例,包括西藥與西藥、西藥與中藥、藥物與食物、藥物與菸、藥物與酒精等不同的配伍禁忌。這些曾經真實發生在病人身上的故事,能讓讀者更深刻認識常見的藥物交互作用,以期將來能避開這些不安全的用藥配對。

　　什麼是藥物交互作用呢?狹義的說,當一個藥物的作用被另一個藥物所改變,進而造成療效減少或是療效(毒性)增加時,即稱為藥物交互作用。廣義的說,藥物和其他食物、環境、物質、檢驗值交互產生的療效變化,也算是藥物交互作用的範圍。由於病人個體之間的差異,同樣的藥物組合在不同的病人身上,也可能會產生不同程度的影響。

　　什麼原因造成藥物互相干擾呢?機轉可分為三種類型:
一・**物理化學交互作用**:常發生於製劑或調劑階段,產生物理化學性質變化之干擾。
二・**藥物動力學交互作用**:包括改變藥物的吸收、分布、代謝及排泄過程。在吸收方面,主要是改變腸胃道的吸收,包括影響胃腸 pH 值、胃腸運動、腸內酵素活性、細菌叢等。在分佈方面,藥物彼此競爭血中蛋白或組織內結合部位,與結合部位親和力較低的藥物會被置

換出來，使得血中的游離藥物濃度增加，藥物反應增強。在代謝方面，因肝臟代謝酵素誘導或抑制，增加或減少藥物的代謝。在排泄方面，包括影響腎小管 pH 值、腎小管藥物分泌或再吸收競爭而影響排泄。

三・**藥理交互作用**：包括兩藥互相競爭藥物受體，雖然藥理作用不同，但效果卻互相抵銷，或藥效變強，都算藥理交互作用。

　　其他影響藥物交互作用發生的因素還有藥物劑量、治療期間長短、年齡、生理狀況及疾病狀態等，所以使用時須個別調整劑量，減少投藥種類，以避免藥物交互作用之產生。

　　藥物併用一旦產生交互作用，其原本的效果被改變，結果也可以分為三種：

一・**拮抗作用（Antagonism）**：當兩種藥物對於同一組織或器官具有相反的藥理作用時，若此二藥併用，其效果將減弱或消失，稱為互相拮抗。理論上，藥理作用相反的藥，不應該出現在同一處方上。但若是在藥物中毒情況下，具拮抗作用的藥物，正好可以產生解毒的療效。例如：Neostigmine（新斯狄格明）中毒時，Atropine（阿托平）即可作為解毒劑。

二・**加成作用、相加作用（Summation）**：當兩種作用相同的藥物併用後，其效果與分別投藥之效果的代

前言

　　數和相同時,稱為加成作用,例如:支氣管擴張劑（Thyophylline）和咖啡併用,會造成噁心、心悸等藥理加成作用。

三‧**協同作用、相乘作用（Synergism）**:當兩種作用相同的藥物併用後,其效果大於各藥單獨藥效的代數和時,稱為協同作用。例如:酒精與中樞神經抑制劑（如巴比妥類鎮靜劑）一起使用,巴比妥類鎮靜劑藥效就會增強。因為,酒精與巴比妥類鎮靜劑一起使用,二者會競爭肝臟中同一種代謝酵素。酒精會先與酵素結合,巴比妥類鎮靜劑代謝變差,就堆積在血液中,這種延緩代謝的現象,會增強巴比妥類鎮靜劑對中樞神經系統的藥效。

藥物交互作用分級

交互作用的分級,以影響的程度及參考文獻可信度,作為分級標準,一般分為五級。

交互作用級數表

臨床級數	嚴重度(Severity)	文獻證實(Document)
1	嚴重	已證實、非常可能的、有嫌疑的
2	中度	已證實、非常可能的、有嫌疑的
3	輕度	有可能
4	嚴重/中度	有可能
5	任何	不太可能

五個等級的交互作用嚴重度(Severity),其嚴重、中度、輕度定義,說明如下:

嚴重度(Severity)	嚴重(Major)	中度(Moderate)	輕度(Minor)
定義	有可能會致命,或造成永久性傷害。	可能使病情惡化。	有輕微的影響。

前言

五個等級的交互作用文獻證實（Document），其定義說明如下：

文獻證實 （Document）	已證實的 （Established）	非常 有可能的 （Probable）	有嫌疑的 （Suspected）	有可能的 （Possible）	不太可能 （Unlikely）
定　義	已被重要文獻所證實。	非常有可能性，但不具臨床證實。	可能發生，有文獻佐證，但仍需更多文獻證實。	有可能發生，但醫學文獻證明不足。	較少臨床證實與文獻佐證。

交互作用除了嚴重度與文獻分級，其發生速度（Onset）也不盡相同，一般可分為快速（Rapid）與延遲（Delayed）二種。定義如下：

速度（Onset）	快速（Rapid）	延遲（Delayed）
定　義	24小時內出現作用反應	數天，甚至數周才出現作用反應

如何查詢藥物交互作用資料

　　如何避免交互作用產生呢？除了減少藥物種類，接下來就是在併用藥物之前，先上網查詢併用的藥物中，是否有產生交互作用的情形。

　　衛生福利部食品藥物管理署與 iHealth 政昇藥局，合作開發了一套可供執業藥師查詢的「Coco 藥庫─藥品交互作用查詢平台」（圖二）。這個平台提供簡易的介面，讓無論在醫院或社區藥局的藥師，都可以查詢目前病患吃的藥物中，是否有會產生交互作用的藥，進而確保病患的用藥安全。透過更多資料的累積，未來也能提供更多有用的資料作分析及應用。

圖二、Coco 藥庫─藥品交互作用查詢平台

前言

　　此外，在醫院工作的藥師，可以透過醫院圖書館，查詢藥學電子資料庫，進行藥物交互作用查詢，包括需要付費的網站，如：

1. Facts & Comparisons
　　http://www.factsandcomparisons.com/

2. LexiComp
　　http://www.lexi.com/

3. Micromedex 3.0（圖三）
　　http://www.micromedex.com/3/home.html

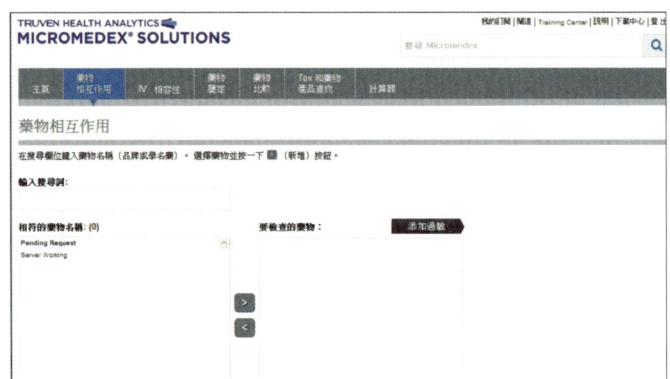

圖三、Micromedex 3.0

如果不想付費，也有免費的檢核網站可查詢，如：（註2）

1. **Drugs.com_Drug Interaction Checker**
   http://www.drugs.com/drug_interactions.php

2. **Medscape_Drug Interaction Checker**
   http://reference.medscape.com/drug-interactionchecker

3. **Drug Digest**
   http://www.drugdigest.org/wps/portal/ddigest

4. **HIV Drug Interactions**
   http://www.hiv-druginteractions.org/

5. **Herb-Drug Interactions**
   http://www.itmonline.org/arts/herbdrug2.htm

註2：參考資料：毛志民。藥品交互作用何處查，藥師週刊，第1761期。

前言

　　以上電子資料庫，多數是以西藥為主角，搜尋比對是否會產生交互作用的其他西藥、中藥或食品。而「中西藥交互作用資訊網」（圖四），則是一個以中藥名稱為主角，比對有無與其他西藥產生交互作用的網站，並有超連結，點按可見原始論文出處。此網站收集整理台灣歷年研究中西藥交互作用的成果報告，與摘錄自外國醫學期刊的交互作用，整合於資料庫中。由於此網頁是中文版，且一般民眾也可以登錄使用，讀者可以多加利用。

圖四、中西藥交互作用資訊網

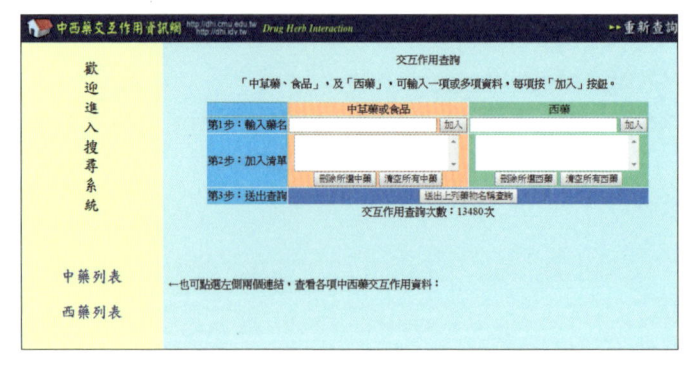

Part 1
西藥與西藥交互作用

1 心血管用藥

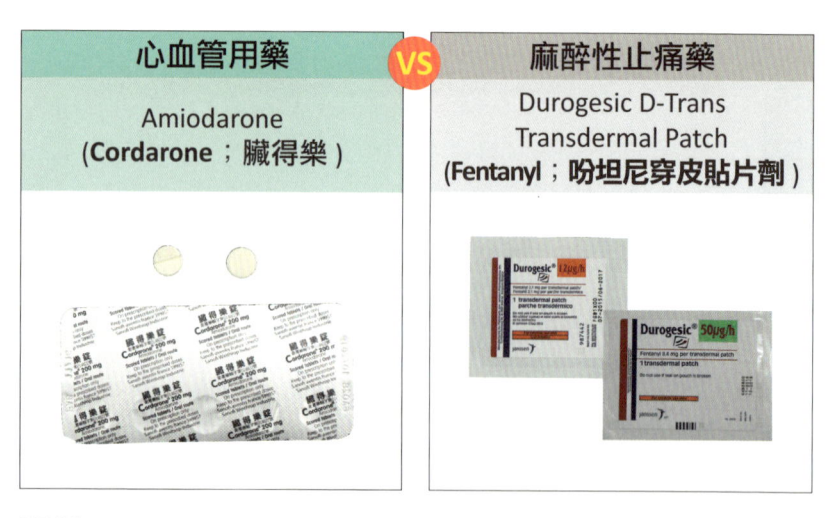

心血管用藥
Amiodarone
(Cordarone；臟得樂)

VS

麻醉性止痛藥
Durogesic D-Trans Transdermal Patch
(Fentanyl；吩坦尼穿皮貼片劑)

案例

　　70歲男性病患，有高血壓、陣發性心房顫動、慢性便秘、心衰竭等疾病，長期在醫院追蹤並且以 Amiodarone（Cordarone；臟得樂）控制其心律不整症狀。然而最近吃東西時出現吞嚥困難現象，體重也由80公斤下降至75公斤，經由醫師診察發現罹患第四期食道癌並且已經發生轉移。為緩解病患疼痛症狀，醫師開立 Durogesic D-Trans Transdermal Patch（Fentanyl；吩坦尼穿皮貼片劑），病人在用藥後疼痛確實獲得舒緩，然而4天後卻發生心跳徐緩且血壓過低的現象，重新檢視病患用藥後發現，原來是臟得樂與吩坦尼穿皮貼片劑發生藥物交互作用造成。

　　Amiodarone（Cordarone；臟得樂）屬於第三類抗心律不整藥物，適用於上心室性及心室性心搏過速、心房撲動、心房纖維顫動等類型之心律不整，除了可能造成皮膚光敏感、肝臟毒性、心跳遲緩等副作用外，在臨床上，更常因病患的多重用藥而導致交互作用，影響身體健康。

　　Durogesic D-Trans Transdermal Patch（Fentanyl；吩坦

尼穿皮貼片劑），是一種強效需管制的麻醉性止痛藥，貼在皮膚上，72小時內能持續不斷的釋放成分，並透過皮下微血管吸收循環全身，達到止痛效果。吩坦尼穿皮貼片劑是合成的嗎啡衍生物，代謝的過程需要肝臟的細胞色素P450（cytochrome P450，註）酵素CYP3A4的幫忙，因此肝功能不好時需做適當的用藥調整與監測。

　　臟得樂與吩坦尼穿皮貼片劑共同使用時，可能是因為臟得樂需要與吩坦尼相同的CYP3A4酵素幫忙，導致吩坦尼代謝速率下降，並因持續釋放造成成分蓄積，最終因吩坦尼血中濃度太高，**導致心臟方面的抑制作用而危及性命**。

註：**細胞色素 P450（cytochrome P450）**

細胞色素 P450（cytochrome P450，CYP450）廣泛分佈在肝臟及腸道中，為人體主要進行代謝作用的酵素。經由 CYP450 作用後的代謝物可能對身體有益，但是有時候也可能有害。許多藥物進入人體後仰賴 CYP450 進行代謝，因此 CYP450 作用的快慢與多寡確實影響療效、不良反應以及交互作用。

CYP450 區分為多種亞型家族（subfamily），各種亞型及次亞型一般依據胺基酸序列相似度予以區分。正楷大寫字母 CYP 表示蛋白質酵素或訊息核醣核酸（mRNA），接續的阿拉伯數字表示各種不同家族（family），例：CYP1、CYP2 或 CYP3，阿拉伯數字後則接以英文字母表示不同亞族（subfamily），例：CYP3A、CYP2D 或 CYP2E。

各型細胞色素對於目前臨床使用藥物之代謝所占比例以 CYP3A（約占 50 %）為主，CYP2D6 僅占整體含量 1.5 %，卻專一性的代謝約 25 % 的臨床用藥，CYP2C 居第三（約占 20%）。

1 心血管用藥

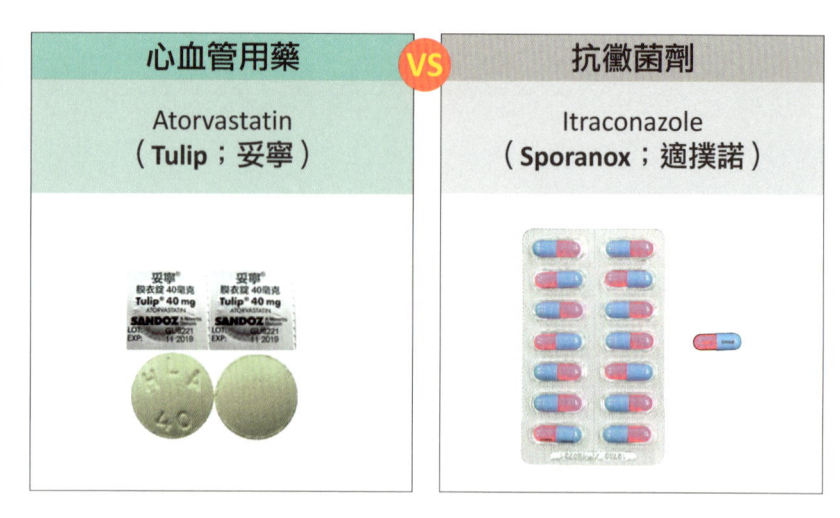

心血管用藥 VS **抗黴菌劑**

Atorvastatin
（Tulip；妥寧）

Itraconazole
（Sporanox；適撲諾）

案例

　　劉小姐因工作的緣故經常外食，導致罹患高膽固醇血症，目前以 Atorvastatin（Tulip；妥寧）控制病情。去年 8 月公司在墾丁舉辦旅遊，劉小姐很高興地參加並且從事許多水上活動，約略 1 個多月後，發現右腳拇趾的指甲有增厚、脫屑的狀況，求助鄰近的皮膚科診所並以 Itraconazole（Sporanox；適撲諾）進行治療。服藥 5 天後感覺肌肉疼痛、無力及倦怠感，經檢驗發現肌氨酸激酶（Creatine Kinase, CK）值異常升高，原來是劉小姐同時使用妥寧與適撲諾，發生了橫紋肌溶解症（rhabdomyolysis）。

　　Atorvastatin（Tulip；妥寧）屬於史坦汀（Statins）類藥物，藉由抑制 HMG-CoA 還原抑制劑（reductase inhibitors）使血液中「壞」膽固醇（低密度脂蛋白，或 LDL）和三酸甘油酯濃度降低，同時會增加「好」膽固醇（高密度脂蛋白，或 HDL）濃度，使高膽固醇血症的病患降低中風、心臟病發作的風險，此外患有二型糖尿病、冠心病等危險因素的人，使用妥寧也可避免其他心臟併發症的發生。然而妥寧

單獨使用時就有可能發生肌肉毒性，包括橫紋肌溶解症，嚴重時併發急性腎衰竭且有致死案例發生，血中濃度越高則發生的機率也越高。一般而言，史坦汀類藥物因腸道或肝臟內高度CYP3A4首渡效應（註）的緣故，於治療劑量下，有效成分進入全身血液循環的劑量並不高，大約只有5%至60%。

　　Itraconazole（Sporanox；適撲諾）是常見的屬於唑類（azole）抗黴菌藥，使用後可以明顯抑制體內CYP3A4酵素的活性，因此與妥寧共同使用時可抑制其代謝，使妥寧血中濃度增加約3倍，而**增加肌肉毒性發生的機率**。並非所有史坦汀類藥物皆受到CYP3A4酵素的代謝影響，例如Pravastatin（Mevalotin；美百樂鎮）幾乎不經由細胞色素 P450酵素系統代謝，而Fluvastatin（Lescol；益脂可）與Rosuvastatin（Crestor；冠脂妥）則經由CYP2C9代謝，故不受CYP3A4抑制劑影響。

註：**首渡效應**（First pass effect）
指口服藥物經由消化道吸收過程中，部分成分受到腸壁與肝臟裡的酵素代謝，導致實際進入全身循環、可產生藥效的藥物成分減少。

1 心血管用藥

心血管用藥
Cholesyramine Resin
（**Choles Powder**；可利舒散）

VS

所有藥品

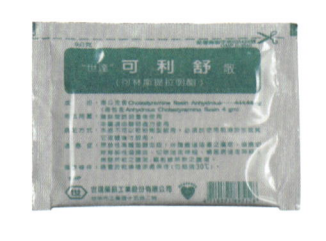

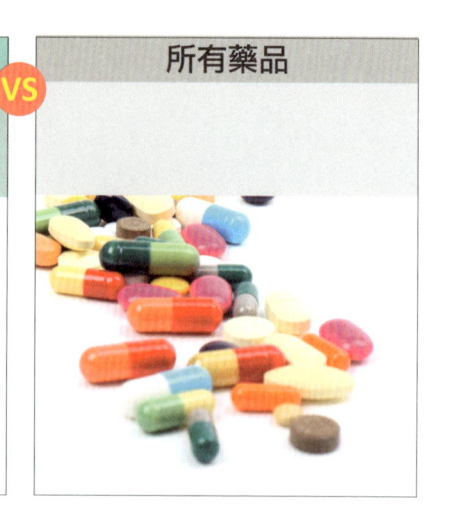

案例

老林最近一直深受腹瀉之苦，醫生說是腹瀉型的腸躁症，換了幾種止瀉劑都還是無法緩解，於是後來醫師加開了可利舒散。看著藥袋上的注意事項寫著：「服用本品前1小時或後4小時避免服用其他藥物」，老林心生疑惑。

Cholesyramine Resin（Choles Powder；可利舒散）是一種能結合膽酸的樹脂，雖然具有親水性，但是不溶於水，也不會被人體消化吸收。服用後在腸道吸收膽酸，結合成不可溶的複合物，經由糞便排出。因此若是因膽酸吸收不良刺激結腸引起的分泌型腹瀉，就能藉由此藥獲得緩解。

由於可利舒散本身是陰離子交換樹脂，因此也**可能結合其他同時服用的藥品，形成無法吸收的複合物，進而減少併用藥品的吸收而影響藥效**。所以服藥前的衛教

相當重要,考量可利舒散在腸道的停留時間,建議若病患有使用此藥,**在使用前1小時或服用後4小時,要避免服用其他藥品。**

　　服用可利舒散後持續性的結合腸道膽酸並排出體外,也因此促使膽酸的前身——膽固醇氧化為膽酸,所以也有降血脂的適應症。但因為可利舒散常會引起便秘的副作用,而且降膽固醇的效果有限,臨床上現在已不是降血脂的第一線用藥了。高劑量的可利舒散可能阻礙脂溶性維生素(例如:維生素A、D、E、K)的吸收,因此若**長期且高劑量使用,則要考慮適量的補充維生素A、D、E、K。**

1 心血管用藥

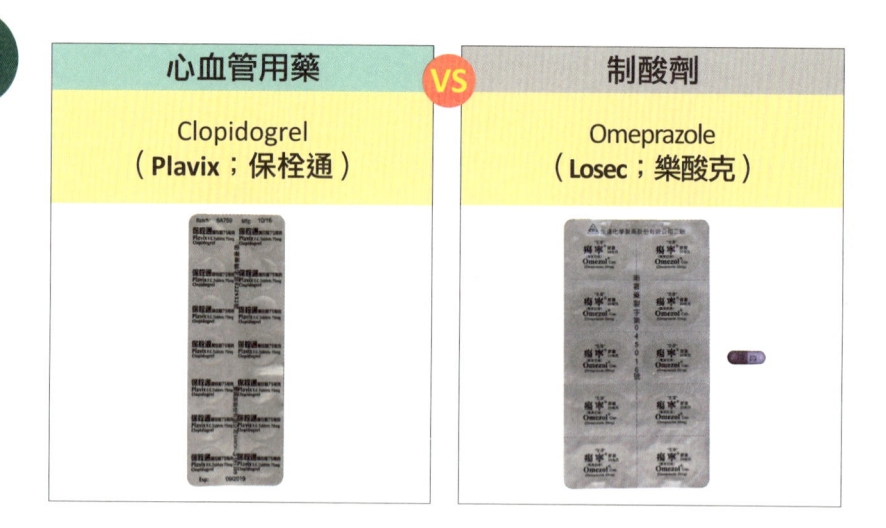

心血管用藥 VS	制酸劑
Clopidogrel（Plavix；保栓通）	Omeprazole（Losec；樂酸克）

案例

　　魯先生工作壓力大，日常飲食常常亂吃，去年感覺胸口有灼熱感及胃酸逆流的現象，聽鄰居說這就是胃食道逆流（Gastroesophageal reflux diseas, GERD），需要照胃鏡做檢查，魯先生因為害怕照胃鏡，於是自行購買 Omeprazole（Losec；樂酸克）治療。

　　前幾天魯先生因為急性心肌梗塞到醫院緊急治療，並且以心導管放入第二個冠狀動脈支架才保住性命。其實魯先生曾經發生過心肌梗塞，並且以 Clopidogrel（Plavix；保栓通）預防再次發病，因為瀕死的恐怖經驗，魯先生一直謹慎遵照指示使用藥物，當大家還找不到這次心肌梗塞的發病原因，魯先生自己透露自行使用樂酸克的行為，大家才恍然大悟，原來是樂酸克與保栓通發生了藥物交互作用導致的結果。

本文作者 邱鴻義藥師

保栓通為一種前驅藥物（**註**），須於體內經代謝酵素CYP2C19先行代謝成活性代謝物，方能抑制血小板活化，進而降低凝血功能，因此曾經中風、心臟病或血管栓塞的病患皆有可能使用此藥。

樂酸克是一種氫離子幫浦抑制劑（proton pump inhibitor, PPI）能有效抑制胃酸分泌，成為胃消化性潰瘍與食道逆流病患自行購藥用藥的首選，然而，樂酸克可能會抑制CYP2C19的酵素活性，進而減少保栓通轉換成活性代謝物，使其療效大打折扣。

臨床試驗顯示，病人**併用保栓通與樂酸克類似的氫離子幫浦抑制劑，可能會增加心血管血栓與心血管疾病再發風險**。美國FDA也於2009年11月17日發佈的藥品安全資訊提到，同時使用降低胃酸分泌的樂酸克，會與抗凝血藥品保栓通產生交互作用，**使保栓通抑制血栓形成的療效降低，增加心臟病發作或中風的風險**。

不能和保栓通併用的制酸劑藥品

- Omeprazole 20 mg/cap（Losec；樂酸克）
- Esomeprazole 40 mg/tab（Nexium；耐適恩）
- Rabeprazole 20 mg/tab（Pariet；百抑潰）
- Pantoprazole 40 mg/tab（Pantoloc；保衛康治潰樂）

註：前驅藥物（Pro-drug）
指本身不具有藥效，需先經由生物轉化作用後才能發揮效果的藥物。

1 心血管用藥

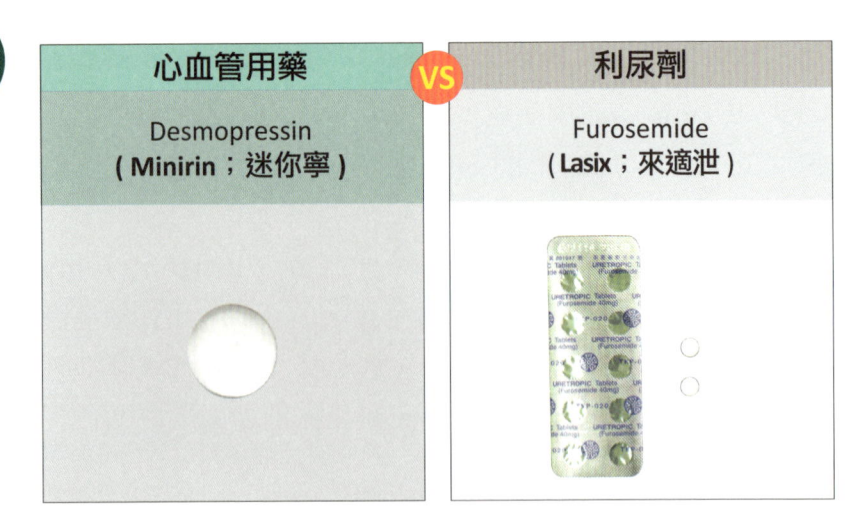

心血管用藥
Desmopressin
（Minirin；迷你寧）

VS

利尿劑
Furosemide
（Lasix；來適泄）

案例

72 歲的阿蘭奶奶，有高血壓、第二型糖尿病、輕度慢性腎臟病病史。最近常常半夜起床上廁所，睡眠品質變差，白天也容易疲倦。因此，阿蘭奶奶到泌尿科診所去求醫，經醫師評估後，開立 Desmopressin（Minirin；迷你寧）抗利尿藥，幫助阿蘭奶奶減少夜間排尿，提升睡眠品質。1 周後，阿蘭奶奶因出現雙下肢水腫與體重增加情況，又到心臟科就醫，心臟科醫師開立利尿劑 Furosemide（Lasix；來適泄），協助排除體內多餘水分、減輕水腫。

幾天後，阿蘭奶奶開始出現頭暈、胃口變差、精神不集中，甚至在家中跌倒，家人發現後趕緊將她送急診。急診醫師進行抽血檢查後，發現她的血鈉值僅有 125 mEq/L（正常 135–145 mEq/L），診斷結果為「低血鈉症」。醫師給予阿蘭奶奶 3% NaCl 高張鹽水，小心補鈉，囑咐家屬停用迷你寧與來適泄。經過兩天住院治療後，阿蘭奶奶的症狀明顯改善，意識也恢復清楚。

Desmopressin（Minirin；迷你寧）口含錠是一種含有去氨加壓素（Desmopressin）的抗利尿激素，主要的作用

是幫助身體「保留水分」，減少尿量。常用於夜間頻尿（夜尿症）、中樞性尿崩症。

Furosemide（Lasix；來適泄）則是一種環形利尿劑（Loop diuretic），主要的作用是幫助身體排出多餘的水分與鈉，減輕水腫與血壓負擔。迷你寧和來適泄兩種藥本來各有好處，但一起使用，就像一邊加水、一邊排鹽，最後身體裡的水分變多，但鹽分（特別是「鈉」）卻被沖掉了，造成「**血液變稀釋、鈉變少**」的情形，也就是所謂的「**低血鈉症**」。

「低血鈉症」一開始可能只是頭暈、無力、沒胃口，但嚴重時會出現意識混亂、肌肉抽搐、昏迷，甚至危及生命。特別是年紀大、有心臟或腎臟問題的人，更要注意這種藥物「互相干擾」的風險。

迷你寧會促進水分再吸收，本身就有水分滯留、低血鈉的副作用風險。若與排鈉型的利尿劑併用，可能造成低鈉血症甚至水中毒，對於年長者與腎功能異常者風險更高。使用迷你寧的病人應**定期監測電解質**，如果有出現**意識改變、噁心、肌肉抽搐**等症狀時，應儘速就醫檢查電解質。也不可任意併用藥物，務必讓醫師知悉所有正在服用的藥品。

1 心血管用藥

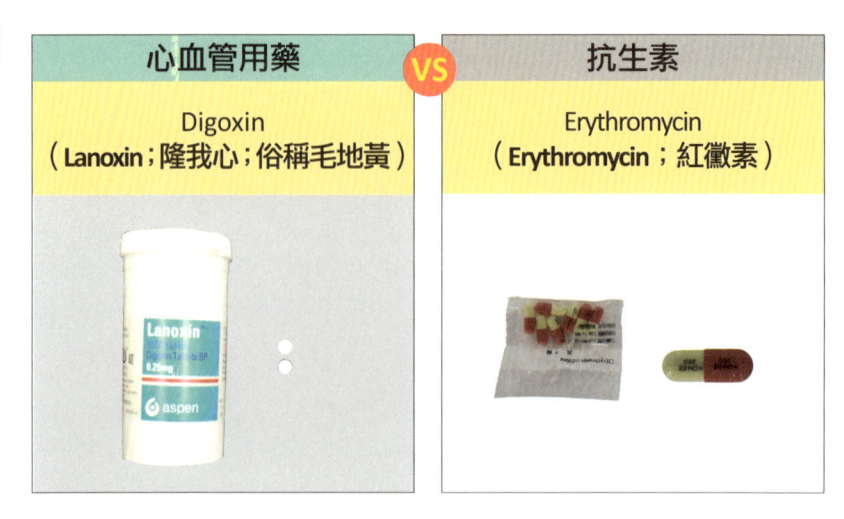

心血管用藥 VS	抗生素
Digoxin （Lanoxin；隆我心；俗稱毛地黃）	Erythromycin （Erythromycin；紅黴素）

案例

76歲的陳先生因為心臟衰竭，使用Digoxin（Lanoxin；隆我心；俗稱毛地黃）改善心臟功能。最近3個星期經常嚴重咳嗽，經醫師檢查發現鼻咽部有息肉並且有咽喉發炎的現象，開了止咳、化痰藥與Erythromycin（Ilosone；紅黴素）給陳先生使用。然而3天後陳先生感覺看東西有些模糊，第4天就因為呼吸急促與意識混亂緊急至醫院就醫，於急診期間給予緊急插管，醫師並注意到陳先生有嚴重心跳徐緩及心律不整的症狀，評估應該是發生毛地黃中毒。

Digoxin（Lanoxin；隆我心；俗稱毛地黃）一般建議治療濃度為0.8至2.0 ng/mL，屬於安全治療濃度範圍狹窄的藥品，因此一旦毛地黃產生藥物交互作用造成藥物血中濃度增加時，就可能引起明顯的毛地黃中毒反應，例如視覺障礙、心跳徐緩或心律不整等。

腸上皮細胞（enterocyte）存在名為P-glycoprotein的主

本文作者 邱鴻義藥師

動運輸蛋白，當口服投予藥物時，P-glycoprotein會將藥物分子打回腸道內，降低藥物進入血液的濃度。口服毛地黃受到P-glycoprotein的作用，僅少量經由腸道吸收進入血液中並產生療效。但是P-glycoprotein的活性被抑制時，毛地黃的吸收量就會增加，血中濃度亦隨之增加，當然藥物的作用也會增強。

Erythromycin（Erythromycin；紅黴素）常使用於治療細菌所引起的感染症，例如支氣管炎、白喉、退伍軍人症、百日咳、肺炎、耳朵、腸道、肺部、泌尿道及皮膚感染等，應用範圍相當廣泛。**然而紅黴素具有P-glycoprotein的抑制作用，當共同使用毛地黃時可能造成毛地黃的血中濃度上升2至3倍，導致中毒而危急性命安全，不可不謹慎視之。**

常見與毛地黃產生交互作用的巨環類抗生素藥品
- Erythromycin（Erythromycin；紅黴素）
- Azithromycin（Zithromax；日舒）
- Clarithromycin（Clacid 克拉黴素；開羅理黴素）

1 心血管用藥

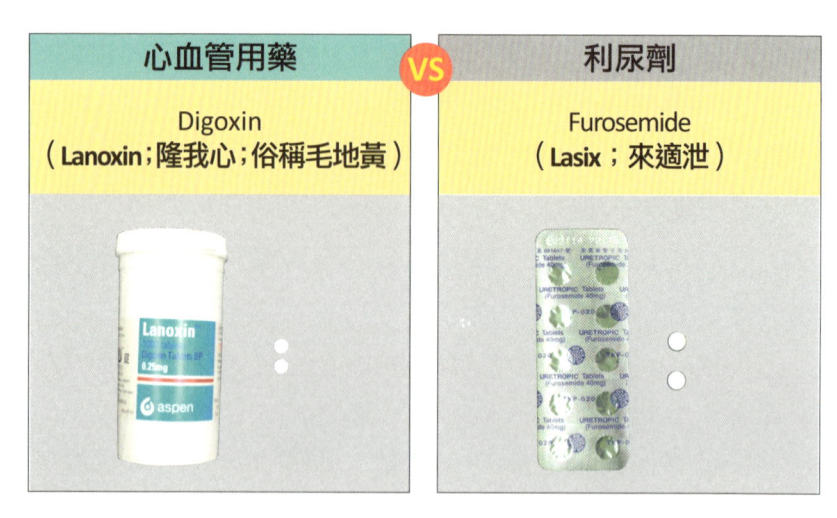

心血管用藥	利尿劑
Digoxin （Lanoxin；隆我心；俗稱毛地黃）	Furosemide （Lasix；來適泄）

案例

　　曾先生，88 歲，有高血壓病史，但並未積極治療。有一次他因呼吸短促持續 3 天，而到醫院檢查。醫師在作過心臟超音波後診斷為心臟纖維顫動（atrial fibrillation），立即給予 Digoxin（Lanoxin；隆我心；俗稱毛地黃）、利尿劑 Furosemide（Lasix；來適泄）治療。曾先生在使用這些藥物之後 2 週，隨即出現噁心、嘔吐、心律不整的症狀。醫師緊急為曾先生測量藥物血中濃度，結果發現毛地黃血中濃度為 4.8 ng/mL，血中鉀離子濃度為 3.1 mmol/L。在停用毛地黃與補充鉀離子之後，曾先生原先的噁心、嘔吐症狀逐漸消失。

　　　毛地黃Digoxin（Lanoxin；隆我心）是一種從毛地黃屬植物中提取的強心苷，被廣泛用來治療心臟病。由於可以增加心臟收縮力，幫助維持心臟正常節律，改善血液循環，移出組織中多餘的水分，所以臨床上可用來治療心臟纖維顫動、心臟衰竭、下肢腫脹，也可治療心房心律不

整；可以經口服或靜脈注射給藥。

毛地黃作用機轉是選擇性的抑制Na+-K＋ATPase（鈉/鉀幫浦），導致細胞內鈣（Ca2+）濃度上升，增加心肌的收縮力，而被廣泛利用於充血性心臟衰竭的病人。毛地黃血中治療濃度狹窄，副作用的發生十分常見，且中毒也時常發生。常見的有胃腸方面的毒性，病人可能嘔吐、腹瀉、食慾不振、腹部不適或是疼痛。神經方面可能出現疲倦、虛弱、感覺異常甚至出現幻覺，多數中毒病患會有視覺模糊、黃色與綠色的視色異常。

利尿劑來適泄會讓病人的鉀和鎂離子流失，導致毛地黃的血中濃度增加而發生藥物中毒。如要併用，應該要監測鉀和鎂離子濃度，也要在飲食上補充富含鉀離子的食物。懷疑毛地黃中毒時應立即停藥，使用心電圖（ECG）嚴密監視心跳，同時檢驗病人血鉀濃度，矯正血鉀濃度。

1 心血管用藥

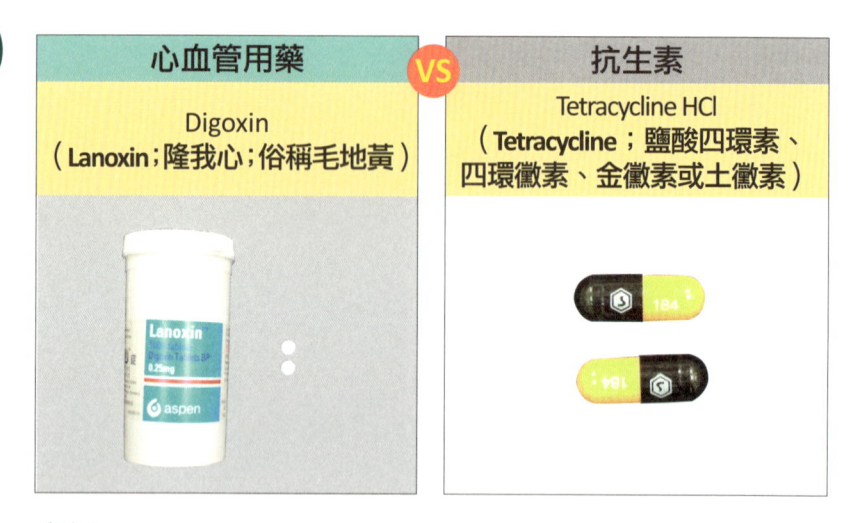

心血管用藥 VS 抗生素
Digoxin （Lanoxin；隆我心；俗稱毛地黃）	Tetracycline HCl （Tetracycline；鹽酸四環黴素、四環黴素、金黴素或土黴素）

案例

　　32 歲的林小姐罹患心房纖維顫動（Atrial fibrillation）與鬱血性心衰竭（Congestive Heart Failure, CHF），正在使用 Digoxin（Lanoxin；隆我心；俗稱毛地黃）治療。最近林小姐因臉部嚴重毛囊發炎，求助皮膚科診所，醫師診斷為青春痘（痤瘡），並且開立口服 Tetracycline HCl（Tetracycline；鹽酸四環素）。林小姐遵照指示服藥，然而 6 天後產生容易疲累且視線不清的狀況，求助當地醫學中心，發現林小姐的心跳緩慢、心律不整且有血鉀過高的現象，原來林小姐也發生了毛地黃中毒。

　　Digoxin（Lanoxin；隆我心；俗稱毛地黃）是常見的心臟衰竭治療藥品，因為治療指數低的緣故，一旦發生藥物交互作用可能嚴重危害生命安全。前面案例提及巨環類抗生素（如紅黴素）因抑制 P-glycoprotein 導致併用毛地黃時導致中毒，然而還有其他抗生素同樣會造成毛地黃中毒。

　　大約有 10% 的人腸胃道中存在一些可以將毛地黃代謝

成非活性物的細菌，因此當這些人需要使用毛地黃控制心臟疾病時，可能使用較高的劑量。

Tetracycline HCl（Tetracycline；鹽酸四環素、四環黴素、金黴素或土黴素）於1950年代發現，屬於廣效型的抗生素，雖近年來已有抗藥性菌株產生，但仍是目前常用的抗生素之一，可用於立克次體感染、萊姆病、青春痘、性病及膀胱炎、炭疽病等感染症，臨床應用也相當多。

口服使用四環黴素可以消滅腸道內的細菌，胃腸道菌叢分布因此產生改變，使上述10%的人無法在腸道中代謝大量毛地黃，加上此一族群病患可能使用較高劑量，**造成劑量較多被吸收至體內，因而使血中濃度上升造成中毒。**

常見與毛地黃產生交互作用的四環素抗生素藥品
- Tetracycline HCl（Tetracycline；鹽酸四環素；四環黴素、金黴素或土黴素）
- Minocycline（Minocin；米諾四環素、二甲胺四環素）
- Doxycyclin（Doxycyclin；多西環素）

1 心血管用藥

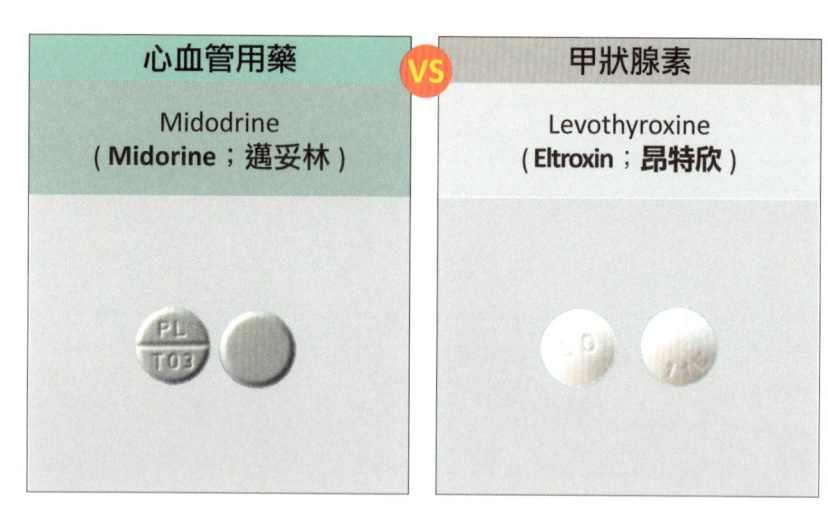

心血管用藥	VS	甲狀腺素
Midodrine （Midorine；邁妥林）		Levothyroxine （Eltroxin；昂特欣）

案例

　　阿麗是一位 65 歲的退休老師，平常早上會到公園和朋友們一起做伸展操。近一年來，她發現自己常常會「眼前一黑」，尤其是從床上起來時，會有幾秒鐘的暈眩。經醫師診斷為姿勢性低血壓，醫師為阿麗開立 Midodrine（Midorine；邁妥林）一天二次，改善頭暈的問題。同時，阿麗因為有慢性疲倦、怕冷、體重過重的問題，也被轉至內分泌科做甲狀腺功能評估。檢查結果顯示阿麗有輕度甲狀腺功能低下症（hypothyroidism），於是內分泌科醫師開立了 Levothyroxine（Eltroxin；昂特欣），每日早上空腹服用一次。

　　兩種藥物開始服用後一周，阿麗感覺「頭暈真的比較不暈，行動也更有力氣」，但幾天後，阿麗卻出現了心跳快、緊張、冒冷汗、睡不著的症狀。阿麗再次回診，醫師詳細詢問用藥時間與症狀出現的時間後，懷疑是昂特欣與邁妥林引起的交互作用。醫師最後把邁妥林的劑量改為一天一次，並請她定期測量血壓與心跳。阿麗回家後也開始自己記錄每天的血壓變化，並注意服藥的時間和方式。幾周後，她的症狀明顯改善，心悸也慢慢減少。

本文作者 劉采艷藥師

Midodrine（Midorine；邁妥林）是一種升壓藥物，屬於 α1- 交感神經接受器的促效劑，可讓血管收縮，讓血壓上升。主要用來治療姿勢性低血壓（Orthostatic Hypotension），即當人從坐著或躺著突然站起來時，因血壓突然下降而導致的暈眩，甚至跌倒。

Levothyroxine（Eltroxin；昂特欣）則是一種人工合成的甲狀腺素（T4），進入體內後會在肝臟、腎臟轉換成活性型的 T3。主要用來治療甲狀腺功能不足（俗稱「甲狀腺低下」），幫助身體維持正常的代謝與能量平衡。

邁妥林和昂特欣合併使用會有二大類潛在風險：
1. **血壓上升加乘效應**：昂特欣提升心跳與心輸出量，邁妥林刺激血管收縮，併用後導致血壓升高、頭痛。
2. **心律不整或心悸機率提高**：昂特欣劑量過高時會導致心悸，邁妥林亦可能引起反射性心跳加快。

若因為病情需要，必須同時使用這二類藥，建議**可在一天不同時段服用。昂特欣建議清晨空腹使用，邁妥林可分次於白天服用（避免晚上使用，以防夜間高血壓）**。建議每日自行監測血壓，尤其是早上與站立時，以評估邁妥林的療效與安全性。若有心悸、胸悶或不規則心跳，應立即就醫。也應該藥定期回醫院監測血中 TSH、Free T4 濃度，以調整昂特欣劑量。患者不應自行加減藥物劑量，任何調整都需要依照醫師建議進行。

1 心血管用藥

心血管用藥
Nifedipine
（Adapine；壓悅達）

VS

抗生素
Clarithromycin
（Klaricid；開羅理黴素）

案例

張先生，56 歲，患有高血壓，長期規律服用降血壓藥物 Nifedipine（Adapine；壓悅達）來控制血壓，而且血壓控制良好。數月前，因反覆出現胃痛、頻繁打嗝、脹氣等症狀，自行服用胃藥後症狀有改善，但無法斷根；近日因胃部不適的症狀加劇，所以到醫院做胃鏡檢查，結果是幽門螺旋桿菌感染所導致的慢性胃炎，因此醫師開立「三合一療法」的藥物組合進行治療。服藥 5 天後，張先生胃部不適的程度已明顯改善，但卻出現頭暈、頭重腳輕、疲倦及低血壓的情況，因此立即回診就醫。

Nifedipine（Adapine；壓悅達）是一種常見的口服降血壓藥物，其作用分類屬於 dihydropyridine（DHP）鈣離子通道阻斷劑（Calcium Channel Blocking Agents, CCBs），可使血管擴張，達到降低血壓的效果。同時這類的降血壓藥物，在體內主要是經由肝臟酵素 CYP3A4 代謝。

Clarithromycin（Klaricid；開羅理黴素）屬於

Macrolides（巨環類）抗生素，除了可用於治療呼吸道感染外，也可與治療潰瘍藥（氫離子幫浦阻斷劑, PPI）同時加上另一種抗生素（如 Amoxicillin 或 Metronidazole）組成「三合一療法」，來根除胃部幽門螺旋桿菌的感染。然而這類的抗生素同時屬於肝臟酵素 CYP3A4 抑制劑，服藥後會抑制此類酵素在體內的活性。

因此當這兩種藥物併用時，Clarithromycin（Klaricid；開羅理黴素）因抑制體內肝臟酵素 CYP3A4 的活性，進而減少 CCBs 類藥物如 Nifedipine（Adapine；壓悅達）的代謝，造成 CCBs 類藥物血中濃度增加，使得此藥物副作用與毒性出現的風險提高，**可能的症狀包括低血壓、心跳變慢或急性腎損傷等**。如果這兩種藥品仍需同時使用，建議可能需要調整 Nifedipine（Adapine；壓悅達）的劑量，並小心監測心跳和血壓。建議您於就醫看診時，請先主動告知醫師您正在使用藥物，若需調整藥物劑量，醫師會根據您的病情做調整，請勿自行改變劑量。

常見的鈣離子通道阻斷劑之降血壓藥

- Nifedipine（Adapine；壓悅達）
- Felodipine（Felpin；菲可平）
- Amlodipine（Norvasc；脈優）
- Lercanidipine（Zanidip；利壓）

1 心血管用藥

心血管用藥	VS	勃起障礙用藥
Nitroglycerin（NTG；耐絞寧、硝化甘油舌下錠）		Tadalafil（**Cialis**；犀利士）、Sildenafil（**Viagra**；威而鋼）

案例

　55歲的陳老師身材微胖，有三高（高血壓、高血糖與高血脂）病史。日前出席一項演講活動時突然昏倒且不幸身故，經醫師診斷是急性心肌梗塞發作所造成。同年亦發生多起類似事故，加上網路資訊流通快速，使得許民眾認為Nitroglycerin（NTG；耐絞寧、硝化甘油舌下錠）是「救心藥」，並且能夠爭取送醫時間，導致部分民眾爭相搶購該藥品。然而攝護腺肥大合併勃起功能障礙的病患可能使用5毫克Tadalafil（Cialis；犀利士）來控制病情，民眾於不知情的狀況下併服硝化甘油舌下錠可能導致嚴重低血壓，危及性命安全。

　　Nitroglycerin（NTG；耐絞寧、硝化甘油舌下錠）使用後可產生一氧化氮（Nitric Oxide, NO），當發生急性心肌梗塞時，可擴張供應心臟血液的冠狀動脈，使心臟所需的養分與氧氣重新恢復供應，達到症狀緩解的目的。然而一氧化氮擴張的不只是冠狀動脈，其他血管也同樣擴張

了,所以使用硝化甘油舌下錠容易產生低血壓與心跳加速等副作用。

Tadalafil(Cialis;犀利士)與Sildenafil(Viagra;威而鋼)同樣具有擴張血管的作用,使陰莖海綿體血管擴張,達到治療勃起障礙的目的。與硝化甘油舌下錠不同,犀利士或威而鋼無法產生一氧化氮,而是抑制代謝一氧化氮的酵素活性,間接使血液中一氧化氮濃度提高,達到治療目的。

服用犀利士或威而鋼後再使用硝化甘油舌下錠,**可能導致血液中大量一氧化氮無法代謝,造成嚴重血管擴張使血壓大幅下降,危及生命安全**,民眾切不可未經醫師評估擅自使用。

常見與硝化甘油舌下錠產生交互作用的治療勃起障礙藥品

- Tadalafil 5 或 20 mg/tab(Cialis;犀利士)
- Sildenafil 50 或 100 mg/tab(Viagra;威而鋼)
- Sildenafil 20 mg/tab(Revatio;瑞肺得)

1 心血管用藥

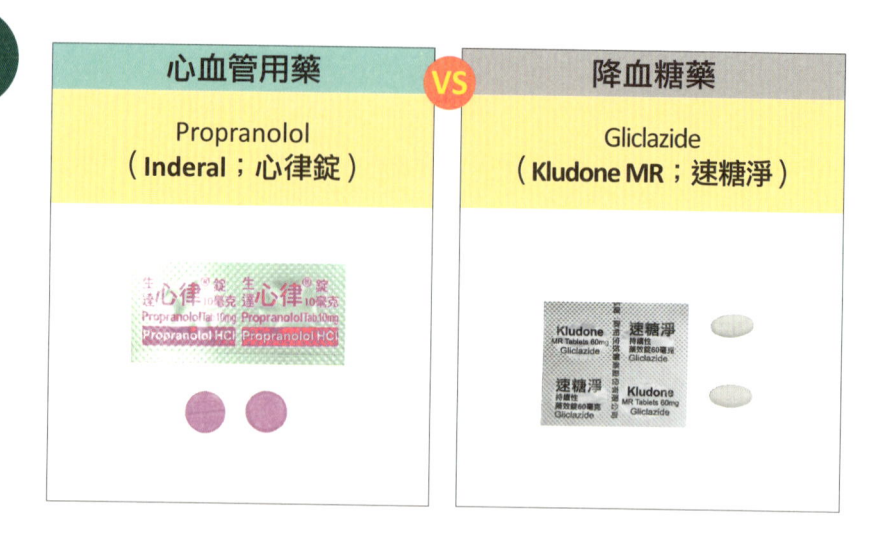

心血管用藥	VS	降血糖藥
Propranolol （Inderal；心律錠）		Gliclazide （Kludone MR；速糖淨）

案例

　　朱爺爺患有高血壓已經 5 年，一直都以降壓藥控制血壓，目前血壓值維持在 132/90 mmHg 左右，控制情況堪稱良好。

　　就在過年前，朱爺爺又被醫師診斷有高血糖，必須接受降血糖藥物的治療。此外，朱爺爺還抱怨自己常有心悸的情形，希望醫師也能一併治療。醫師在為朱爺爺測量血壓、血糖與心電圖之後，開立了降血糖藥 Gliclazide（Kludone MR；速糖淨）控制血糖、乙型交感神經阻斷劑 Propranolol（Inderal；心律錠）改善心悸。朱爺爺在接受這些藥物治療後 2 周，感覺全身倦怠、疲乏。

　　朱爺爺再次回到醫院看診，測量到的血糖是 67 mg/dL、血壓為 168/98 mmHg。醫師一時感到疑惑，為什麼藥物用的劑量均合乎一般建議劑量，但血糖卻無法控制好？

乙型交感神經阻斷劑（或稱β阻斷劑）可降低心跳及心輸出率，降低血壓，分為四大類：
1. 非心臟選擇性，如：Propranolol（Inderal；心律錠）；
2. 心臟選擇性 β_1，如：Atenolol（Tenormin；天諾敏錠）、Bisoprolol（Concor；康肯）；
3. 具內在交感活性，如：acebutolol（Sectral；心施德）
4. 具有 α 及 β 阻斷，如：labetalol（Trandate；湍泰低錠）、Carvedilol（Syntrend；心全錠）。

第1類非心臟選擇性β阻斷劑，有增加胰島素阻抗性的危險，使血中三酸甘油酯與葡萄糖濃度增加，並且降低高密度脂蛋白的濃度。引起低血糖的機轉包括：藉由增加肌肉攝取葡萄糖，抑制肝臟葡萄糖生成，抑制脂肪分解而加強胰島素的作用。非糖尿病病人若同時有腎疾病、營養差或肝疾病時，也可能因服用β阻斷劑引起低血糖。另外空腹過久或運動過度也是β阻斷劑引起低血糖的危險因素。合併有糖尿病的高血壓患者，應注意**β阻斷劑會遮蔽低血糖所引發的心悸、顫抖症狀，使糖尿病患者不易察覺低血糖的發生**。糖尿病病人如需使用此類藥品時，建議不可採用非心臟選擇性的β阻斷劑。

1 心血管用藥

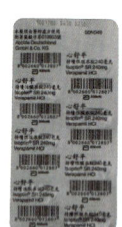

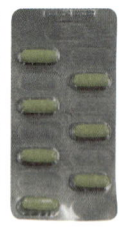

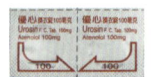

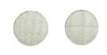

心血管用藥
Verapamil
（Isoptin SR；心舒平）

VS

心血管用藥
Atenolol
（Tenormin；天諾敏錠）

案例

李老太太，72 歲，因心律不整問題，入院接受心臟置入心臟整律器手術，並以鈣離子阻斷劑 Verapamil（Isoptin SR；心舒平）每天 240 毫克，來預防心律不整再發生。此外，李老太太抱怨晚上睡不著，醫師於是再以安眠鎮定劑改善她睡眠障礙的問題。

出院返家後，李老太太心律不整的問題仍然困擾著她。李老太太再次回到醫院尋求醫師的幫忙，主治醫師決定再加入 β 阻斷劑 Atenolol（Tenormin；天諾敏錠）每天 100 毫克。

在開始使用天諾敏錠後的第二天清晨，李老太太突然覺得自己的心臟好像快要停止了，家人緊急把李老太太送到醫院，急診醫師診斷為：心因性休克（Cardiogenic shock），當時血壓降到 90/60 mmHg。經過升壓藥物急救後，李老太太的動脈壓回升至 125/90 mmHg。在醫護人員悉心照料下，李老太太出院返家，結束一場驚魂記。

案例中的李老太太，因為心律不整，使用鈣離子阻斷劑Verapamil（Isoptin SR；心舒平）來控制心跳，卻又在效果不彰情況下，增加了β阻斷劑Atenolol（Tenormin；天諾敏錠）。**這二種藥，都是屬於負性肌力作用劑（negative inotropic effects），會讓心臟傳導變慢**，也是降血壓藥物的藥物之一。這二種藥物的作用機轉雖然不同，但產生出來的藥理作用卻相似，合併使用，就造成了心臟血管作用的加成效果。此外，心舒平也有減少天諾敏錠代謝的作用。

這二種藥物若必須合併使用，必須很小心監測心跳與心臟傳導情形，以避免發生心臟衰竭或休克的危險。

2 抗凝血用藥篇

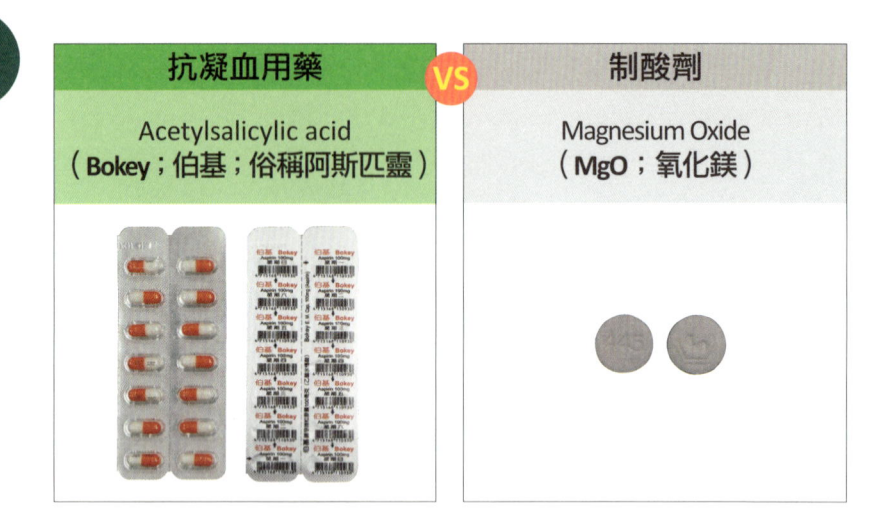

抗凝血用藥	VS	制酸劑
Acetylsalicylic acid （**Bokey**；伯基；俗稱阿斯匹靈）		Magnesium Oxide （**MgO**；氧化鎂）

案例

　　72 歲的藍女士，因胸痛的症狀，接受了心臟超音波檢查，醫師診斷為心臟動脈阻塞，在住院經過手術治療後，出院讓藍女士服用 Acetylsalicylic acid（Bokey；伯基；俗稱阿斯匹靈）腸溶劑，每天 100 mg。

　　不過，藍女士從年輕時即有胃痛的毛病，醫師怕阿斯匹靈讓藍女士的胃痛發作，所以加了制酸劑 Magnesium Oxide（MgO；氧化鎂）來保護藍女士的胃壁。

　　藍女士的女兒非常孝順，聽說深海魚油、銀杏等健康食品也有預防心臟血管阻塞的功效，便託人從國外帶回來。藍女士接受女兒的孝心，每天三餐飯後服用 1 顆銀杏、早晚服用 1 顆魚油。如此多人的悉心照料，藍女士在 2 週後卻出現血便，緊急送醫檢查後竟發現：藍女士胃出血了！

本文作者 劉采艷藥師

　　Acetylsalicylic acid（Bokey；伯基；俗稱阿斯匹靈）是非類固醇類的消炎止痛藥（Non-Steroidal Anti-Inflammatory Drug; NSAID），低劑量（75至100 mg）的阿斯匹靈可以抗血小板凝集，用於預防血液凝結及幫助血液流通。但由於阿斯匹靈對腸胃有副作用，所以做成腸溶劑型，阻止對胃的傷害。**當阿斯匹靈與制酸劑Magnesium Oxide（MgO；氧化鎂）併服時**，制酸劑會減少阿斯匹靈在腎小管的再吸收，制酸劑使胃的pH值提高，使得原本在腸道才崩解的阿斯匹靈提早在胃被崩解，而**造成更多的胃酸被刺激分泌出來**。

　　而銀杏、魚油與阿斯匹靈併用，會增加出血的風險，所以藍女士在併用阿斯匹靈、制酸劑、銀杏與魚油之後，就造成胃出血的副作用了。服用阿斯匹靈腸溶錠應避免同時服用制酸劑，也要注意不可再使用其他抗血小板凝集的藥物或食物。

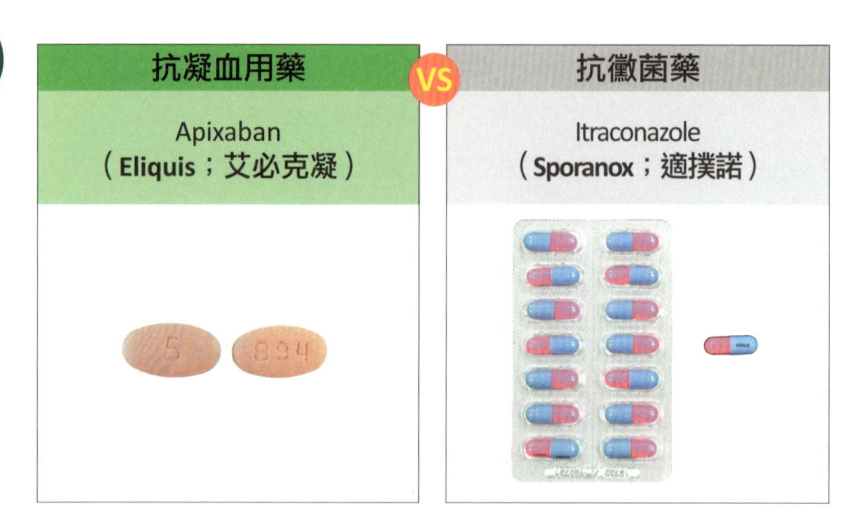

2 抗凝血用藥

抗凝血用藥	抗黴菌藥
Apixaban （Eliquis；艾必克凝）	Itraconazole （Sporanox；適撲諾）

案例

　李老太太患有三高已經多年，心臟也不好，前一陣子突然覺得疲累，喘不過氣，送醫檢查後為肺栓塞，因此開始服用 Apixaban（Eliquis；艾必克凝）來預防肺栓塞的再發。這幾天，因為嚴重灰指甲，皮膚科醫師開立 Itraconazole（Sporanox；適撲諾）給李太太服用。沒想到，一個星期後李老太太騎腳踏車摔傷，傷口血流不止。

　　血液凝集時需要一連串的凝血因子活化，來促使血液凝集。其中第十凝血因子扮演非常重要的角色。Apixaban（Eliquis，艾必克凝）可以抑制活化型第十凝血因子，是一種新型的抗凝血藥，臨床上用於預防心房纖維顫動引發之中風與全身性栓塞，以及治療或預防深層靜脈血栓與肺栓塞。而Itraconazole（Sporanox，適撲諾）是一種抗黴菌藥，可以治療各類黴菌造成的感染，包括灰指甲。

當艾必克凝與適撲諾同時使用時，適撲諾會抑制艾必克凝的代謝及排除，使艾必克凝在體內蓄積，**加強了其抗凝血的作用而增加出血風險**，常見的症狀為牙齦或傷口血流不止、身體不明瘀青、血尿、黑便或血便（胃腸道出血）、或血腫等。

服用艾必克凝的患者，看診時應主動告知醫師或藥師，有服用該藥品，以避免與適撲諾併用。若有併用適撲諾的必要性時，醫師會調降艾必克凝的劑量，以避免出血症狀的發生。此時，病患也需規則回診，並仔細觀察有無出血的症狀發生，當適撲諾的療程結束時，應告知醫師以便將艾必克凝調回原來的劑量，才能確保艾必克凝的療效與安全。

其他與艾必克凝併用，會增加出血副作用的抗黴菌藥及食物
- Fluconazole（Diflucan；泰復肯）
- Ketoconazole（Yucomy；永克黴錠）
- Posaconazole（Posanol；波賽特）
- Isavuconazole（Cresemba；驅黴霸）
- 葡萄柚或葡萄柚汁

其他與適撲諾併用，會增加出血副作用的抗凝血藥
- Dabigatran（Pradaxa；普栓達）
- Rivaroxaban（Xarelto；拜瑞妥）
- Edoxaban（Lixiana；里先安）

2 抗凝血用藥

抗凝血用藥
Dabigatran
（Pradaxa；普栓達）

VS

心血管用藥
Dronedarone
（Multaq；脈泰克）

案例

張先生患有心房顫動及糖尿病，所以醫師開立 Dabigatran（Pradaxa；普栓達），囑咐他每天早晚服用 1 顆以預防中風或靜脈血栓。最近張先生因心律控制不佳，所以醫師加開了 Dronedarone（Multaq；脈泰克）給他，服用 1 個月後，張先生發現刷牙時常常會流血且不易止住。

Dabigatran（Pradaxa；普栓達）是一種新型抗凝血藥，它可以直接抑制凝血酶，使血液無法凝固，達到抑制血栓形成的效果，臨床上用於預防心房纖維顫動引發之中風與全身性栓塞，以及預防接受下肢重大骨科手術後之靜脈血栓栓塞症的發生。而 Dronedarone（Multaq；脈泰克）可以控制心房纖維顫動病患的心跳節律與速率。因此，患有心房纖維顫動的患者有時會併用此兩種藥品。因為**脈泰克會使普栓達在體內蓄積，因此會增加普栓達的出血副作**

本文作者 黃欣怡藥師

用，症狀包括胃腸道出血、牙齦或傷口出血不止、不明瘀青、血尿等，特別是腎臟功能不佳的患者，更應注意出血的風險。

　　普栓達應盡可能避免與脈泰克併用，但是有時普栓達用在預防心房纖維顫之中風或全身性血栓時，與脈泰克併用是無法避免的，此時醫師會視情況調低普栓達的使用劑量。併用的患者應定期回診，並注意觀察自己是否有出現上述出血的症狀，並避免身體遭受嚴重撞擊。若發現有出血症狀，特別是血便、黑便或血尿時，應立即回診。

其他與脈泰克併用，會增加出血副作用的抗凝血劑
- Apixaban（Eliquis；艾必克凝）
- Rivaroxaban（Xarelto；拜瑞妥）
- Edoxaban（Lixiana；里先安）

其他與普栓達併用，會增加出血風險的心血管用藥
- Amiodarone（Cordarone；臟得樂）

2 抗凝血用藥

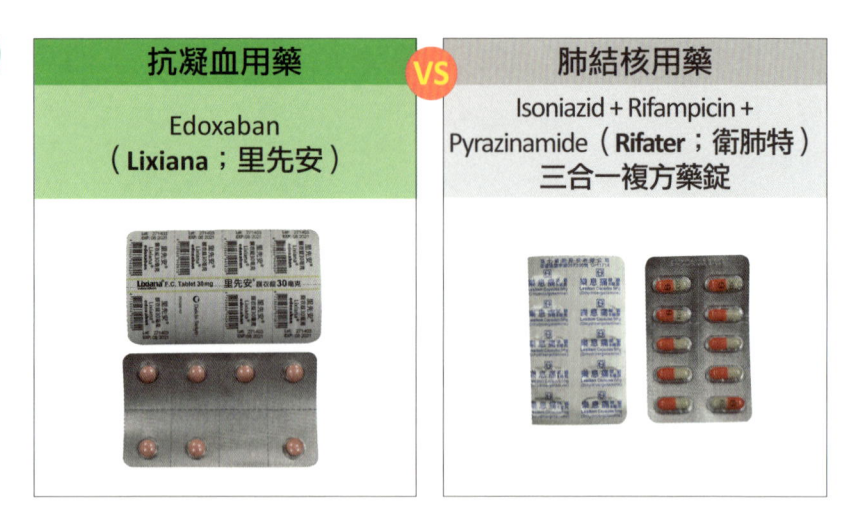

抗凝血用藥
Edoxaban
（Lixiana；里先安）

VS

肺結核用藥
Isoniazid + Rifampicin + Pyrazinamide（**Rifater**；衛肺特）
三合一複方藥錠

案例

　　黃先生因為心房顫動引發輕微腦中風，而服用抗凝血劑 Edoxaban（Lixiana；里先安），最近體重減輕、常咳嗽，在診所看診拿藥兩個多月都沒有改善，到大醫院檢查後發現感染肺結核，需要服藥治療。就在他服用肺結核藥物 Isoniazid 80 mg + Rifampicin 120 mg + Pyrazinamide 250 mg（Rifater；衛肺特）+ Ethambutol（Ebutol；醫肺妥）2 個月後，一天早上突然覺得右側手腳無力，說不出話來。送醫後診斷為左側腦栓塞，因而住院。

　　Edoxaban（Lixiana；里先安）是一種新型的口服抗凝血劑，以抑制活化型第十凝血因子來達到抑制凝血的作用，使血栓不易產生。臨床上用來預防非瓣膜性心房纖維顫動之病患發生中風及全身性栓塞，特別是合併有危險因子的病患，亦可用來治療靜脈栓塞，包括深層靜脈栓塞及肺栓塞，因此，需規則服藥以避免血栓的發生。

　　Isoniazid 80 mg + Rifampicin 120 mg + Pyrazinamide 250

本文作者 黃欣怡藥師

mg（Rifater；衛肺特）是用來治療肺結核的三合一複方藥錠，其中一種成分Rifampin（RIF；立復黴素）是強烈的代謝酵素誘導劑，與里先安併用時，會加速里先安代謝及排除，使其在血中濃度下降，因而**減低里先安抗凝血的作用，增加中風及血栓的風險**。

里先安與含有立復黴素成分的藥品（包括單方及複方）應避免併用。因此，不論是服用里先安或立復黴素的患者，在服用新的藥品前，應告知醫師有服用這兩種藥品，以避免產生交互作用，造成**治療效果不佳**的結果。

其他與立復黴素併用，會增加血栓風險的抗凝血藥

- Dabigatran（Pradaxa；普栓達）
- Rivaroxaban（Xarelto；拜瑞妥）
- Apixaban（Eliquis；艾必克凝）

其他含有立復黴素成分的複方藥品

- RIFINAH（樂肺寧）
- AKURIT（立剋核）
- TRAC（袪核）

2 抗凝血用藥

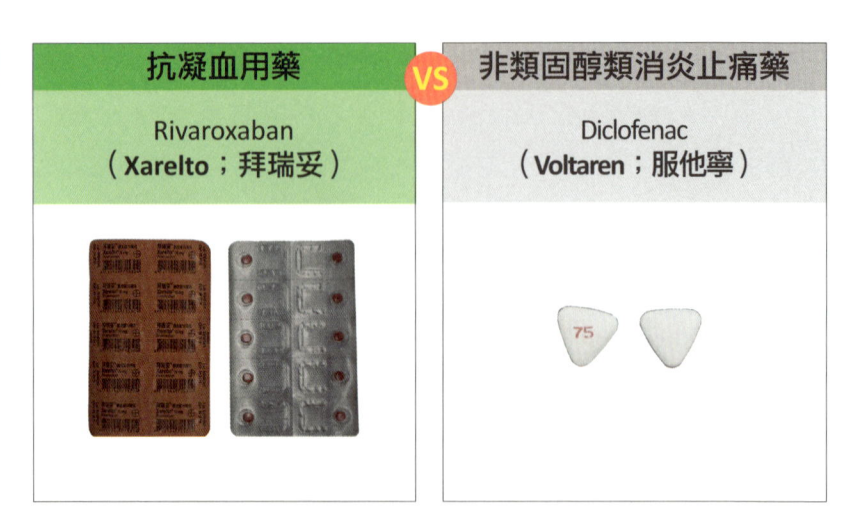

抗凝血用藥	VS	非類固醇類消炎止痛藥
Rivaroxaban（Xarelto；拜瑞妥）		Diclofenac（Voltaren；服他寧）

案例

　　蔡小姐因嚴重車禍，右腳進行膝關節全置換術，之後服用 Rivaroxaban（Xarelto；拜瑞妥）來預防靜脈血栓發生，醫師同時開立止痛藥來緩解傷口及他處骨折的疼痛，服用 2 週後蔡小姐還是覺得常有疼痛無法忍受，因此到診所看診，而診所醫師開立止痛藥 Diclofenac（Voltaren；服他寧）給她。沒想到，5 天後蔡小姐開始覺得頭暈、身體虛弱無力，出現嚴重貧血現象，詳細檢查後發現是胃出血。

　　Rivaroxaban（Xarelto；拜瑞妥）可以抑制血液中活化型第十凝血因子，阻斷血液凝固的機制，達到抑制凝血、抗血栓的效果，屬於新型口服抗凝血劑。可用來預防下肢重大骨科手術後之靜脈血栓栓塞症，以及預防心房顫動的病患發生中風或全身性血栓；還可治療及預防靜脈血栓及肺栓塞。而 Diclofenac（Voltaren；服他寧）是一種非類固醇類消炎止痛藥（NSAID），這類藥品會影響血液凝集功

本文作者 黃欣怡藥師

能，因此與拜瑞妥合併服用時，會加成拜瑞妥的抗凝血作用，**增加出血的風險，特別是腸胃道出血**，也曾有硬膜腔或脊柱內血腫的案例報告。

因此，服用拜瑞妥的患者，應盡量避免服用非類固醇抗發炎止痛藥，以減少出血風險。若拜瑞妥需與非類固醇抗發炎止痛藥併服時，應謹慎自我監測是否有出血症狀，包括**陰道出血、流鼻血、牙齦出血、血尿、瘀青**等；腸胃道出血症狀則可能會有**胃痛、黑便或血便**。

其他與非類固醇類消炎止痛藥併用，會增加出血風險的抗凝血劑

- Apixaban（Eliquis；艾必克凝）
- Dabigatran（Pradaxa；普栓達）
- Edoxaban（Lixiana；里先安）
- Warfarin（Coumadin；可邁丁）

2 抗凝血用藥

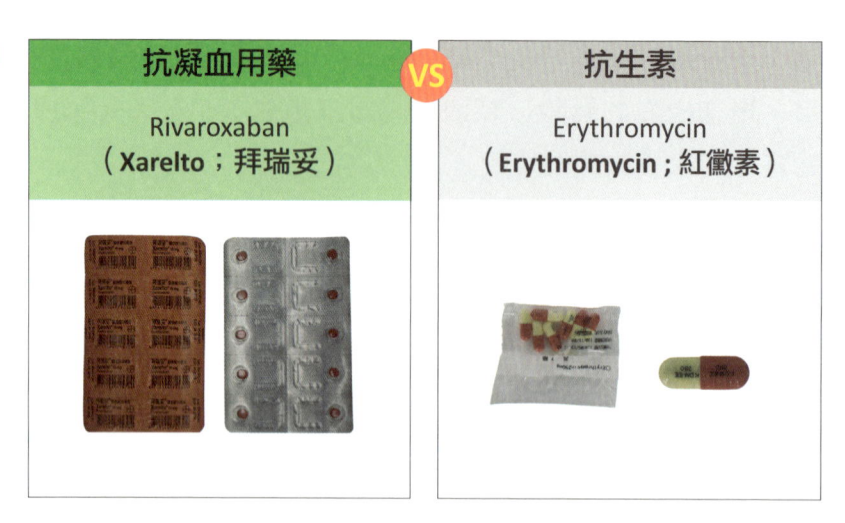

抗凝血用藥 VS 抗生素
Rivaroxaban（Xarelto；拜瑞妥）	Erythromycin（Erythromycin；紅黴素）

案例

陳女士，61 歲，過去曾有高血壓、心臟衰竭、腦中風的病史。2 年前某日清晨因為胸痛入院，經急診診斷為急性冠心病，心電圖顯示為心房纖維顫動，X 光顯示有心室肥大，醫師診斷為心肌梗塞。除了以經皮冠狀動脈導管執行氣球擴張術並移除血栓，醫師也讓陳女士持續服用 Aspirin（阿斯匹靈）與 Clopidogrel（Plavix；保栓通）抗血小板藥物；待病情穩定出院，出院帶藥則帶回抗凝血劑 Rivaroxaban（Xarelto；拜瑞妥）15 mg/顆長期使用。最近張女士因為常感到腹痛、腹脹、噁心，以及體重減輕的症狀，至腸胃科看診，醫師診斷為胃輕癱（俗稱胃下垂），因此開立 Mosapride（摩舒胃清）和 Erythromycin（紅黴素）來促進腸胃蠕動和胃排空。就在使用腸胃科藥物第 3 天，陳女士卻發生血便，緊急送醫後才知道是 Erythromycin（紅黴素）和抗凝血劑 Rivaroxaban（Xarelto；拜瑞妥）產生交互作用，造成腸胃道出血狀況，醫院緊急為陳女士靜脈注射第九凝血因子複合注射劑 Beriplex P/N（PCC）500 IU/vial 後，出血的危機才得到解除。

過去用來預防心房顫動引起的中風，幾乎都只能依靠 Coumadin（可邁丁），但由於 Coumadin 治療濃度區間極為狹窄，病患需要定期抽血監測凝血時間，造成服藥順從性不佳而提高中風的風險。非維他命 K 拮抗劑類口服抗凝血劑（Non-vitamin K antagonist oral anticoagulant, NOAC）是一類新型的抗凝血劑，讓預防心房顫動引起的中風多一項治療選擇。NOAC 依藥理作用區分為直接凝血酶抑制劑（如：Dabigatran）和凝血因子 Xa 抑制劑（如：Rivaroxaban、Apixaban、Edoxaban 與 Betrixaban）。和傳統藥物 Coumadin 相比，NOAC 具有作用時間快、半衰期短、不需監測凝血時間的好處。儘管如此，**這些新型的抗凝血作用藥在血液中濃度過高時，仍有出血的風險，尤其是腸胃道的出血。**

Rivaroxaban 在體內 2 至 4 小時，可迅速吸收達到最高血中濃度。空腹會使藥物吸收率與生體可用率下降，所以建議應隨餐服用。代謝部分是經由肝臟酵素 CYP3A4，且為 P-gp（p 醣蛋白）的受質，當併用 CYP3A4 及 P-gp 之抑制劑，如：Erythromycin（紅黴素）、Azole 類抗黴菌藥物、HIV 蛋白酵素抑制劑 Ritonavir，都可能會同時降低肝臟和腎臟的廓清率，而增加 Rivaroxaban 血中濃度與增加出血的風險。

2 抗凝血用藥

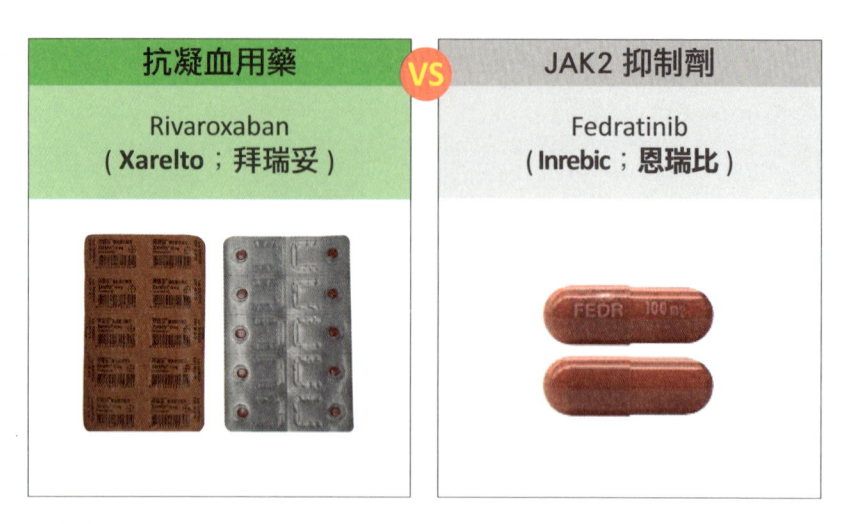

抗凝血用藥 VS JAK2 抑制劑
Rivaroxaban（Xarelto；拜瑞妥） ／ Fedratinib（Inrebic；恩瑞比）

案例

張先生，50 歲，是一位學校老師，半年前被診斷出原發性骨髓纖維化，經血液腫瘤科醫師評估後開始服用 Fedratinib（Inrebic；恩瑞比），以改善脾臟腫大與相關症狀。由於他也有長期的心房顫動病史，為了預防中風，心臟科醫師早已開立 Rivaroxaban（Xarelto；拜瑞妥）作為抗凝血藥物。一開始，兩種藥物併用似乎並未帶來太大問題。但數周後，張先生出現食慾不振、頭暈，接著一次不小心碰撞後，手臂出現大片瘀青。他甚至在夜裡醒來時發現牙齦出血，且有輕微血尿。張先生隨即回診，醫師發現他皮膚出血點增多、血壓偏低，安排了檢查發現：PT、aPTT（凝血功能）明顯延長、血中拜瑞妥濃度升高、肝腎功能正常。經詳細討論後，藥師提醒這可能是恩瑞比與拜瑞妥的交互作用所導致的出血風險增加。

　　Rivaroxaban（Xarelto；拜瑞妥）是一種口服的直接性抗凝血劑（DOACs），屬於第 Xa 凝血因子抑制劑，可用來預防與治療血栓相關的疾病，如：深部靜脈栓塞

（DVT）、肺栓塞（PE），以及預防心房顫動（AF）患者中風的風險。主要經由 CYP3A4 和 P-gp 途徑代謝與排除。若代謝酵素 CYP3A4 或 P-gp 被其他藥物抑制，則會造成拜瑞妥在體內的濃度上升，導致出血風險顯著提高。

Fedratinib（Inrebic；恩瑞比）則是一種口服 JAK2（Janus kinase 2）抑制劑，用於治療骨髓增生性疾病（Myeloproliferative Neoplasms, MPNs），特別是中度至重度原發性骨髓纖維化（Primary Myelofibrosis, PMF）。骨髓纖維化是一種罕見的血液疾病，會導致骨髓被纖維組織取代，影響造血功能，進而造成貧血、脾臟腫大、疲倦等症狀。此藥能夠透過抑制異常活化的 JAK2 訊號，來減緩病程並改善症狀。

然而，恩瑞比卻是一個 CYP3A4 的中度抑制劑，也會抑制 P-glycoprotein（P-gp）運輸蛋白，和拜瑞妥併用後，拜瑞妥的清除受到抑制，**造成藥效過強，凝血功能受到抑制，產生出血的傾向。**

拜瑞妥一旦發生出血的副作用，應暫停使用，醫師可以評估改用不受 CYP3A4 影響的抗凝血替代藥，如：Apixaban（Eliquis；艾必克凝）或 Warfarin（Coumadin；可邁丁），並搭配凝血功能監控。此外也要**加強監測患者出血跡象與凝血參數（INR）**。

2 抗凝血用藥

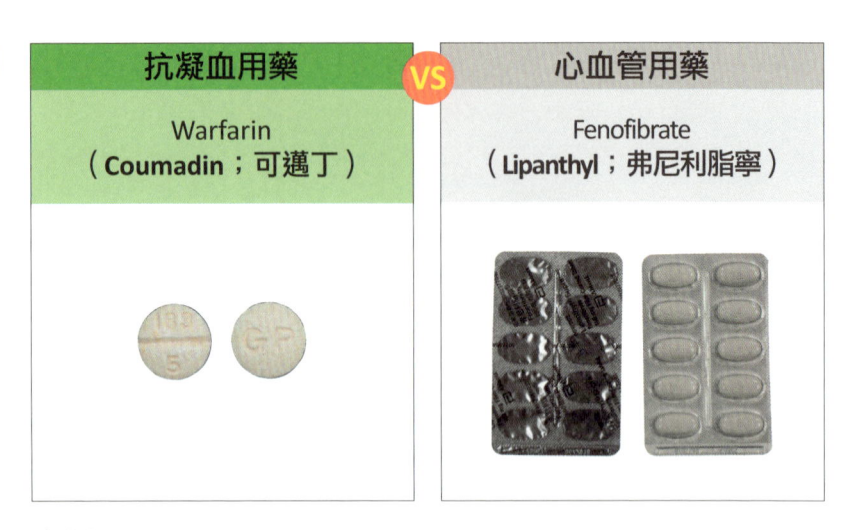

抗凝血用藥 VS 心血管用藥
Warfarin（Coumadin；可邁丁） ── Fenofibrate（Lipanthyl；弗尼利脂寧）

案例

　　陳女士服用抗凝血劑 Warfarin（Coumadin；可邁丁）預防中風，上個月女兒在網路上看到抗凝血劑與降血脂藥品一起服用會增加副作用，因為擔心母親，所以請母親將原本吃的降三酸甘油酯的藥 Fenofibrate（Lipanthyl；弗尼利脂寧）停掉。陳女士回診時抽血檢查發現不但三酸甘油脂升高了，凝血時間也縮短了，醫師解釋這樣會使可邁丁預防中風的效果減低，陳女士才驚覺這樣處理是不對的。

　　Fenofibrate（Lipanthyl；弗尼利脂寧）與抗凝血藥Warfarin（Coumadin；可邁丁）併用可能會增加出血的機會，常見的出血症狀有**牙齦出血或鼻血不止、不明原因瘀青、血便、黑便、血尿等**。

　　可邁丁是預防中風、深層靜脈血栓或肺栓塞等疾病的重要藥品，若未在醫師或藥師的指示下任意停用或調整劑量，會增加中風、下肢靜脈血栓或肺栓塞的風險。而自行停用或減量弗尼利脂寧藥品，則會影響三酸甘油脂的控

制,導致相關併發症的風險增加。

在許多情況下,此兩種藥品的併用無法避免,且併用並無直接的危險性。若還未併用此兩種藥品,請先告知醫師或藥師有服用其中之一的藥品,醫師會視情況決定是否併用或調降可邁丁的劑量,並詳細諮詢藥師併用後的注意事項,包括定期回診抽血監測凝血功能、固定飲食的內容、避免自行服用中草藥及營養保健品(註)、避免從事激烈撞擊的運動、自我監測出血症狀等,以預防出血。若已經併用此兩種藥品,務必不可自行停藥或調整劑量,因為醫師已經根據你的凝血功能及病情調整藥品。併用期間,應定期回診抽血監測凝血功能以了解是否需要調整藥物劑量,並自我監測出血症狀,若有牙齦出血、不明原因瘀青、血便、黑便、血尿或任何你認為可能是出血的症狀時,須通知醫師或藥師。

其他與可邁丁併用,也會增加出血風險的藥品

藥品學名 (英文商品名)	中文商品名	用途
Cimetidine (Tagamet)	希每得定, 泰胃美	減低胃酸分泌, 用於治療胃潰瘍
Acetylsalicylic Acid, Aspirin(Bokey)	伯基; 俗稱阿斯匹靈	預防心肌梗塞、 中風
Levothyroxine (Eltroxin)	昂特欣	治療甲狀腺低下
Gemfibrozil(Lopid)	洛脂	降低三酸甘油酯
Danazol(Danol)	單那若,達爾諾	治療子宮內膜異位

註:可邁丁與食物、營養保健品、中草藥之交互作用,請詳見「西藥與中藥交互作用」及「西藥與食物交互作用」部分。

2 抗凝血用藥

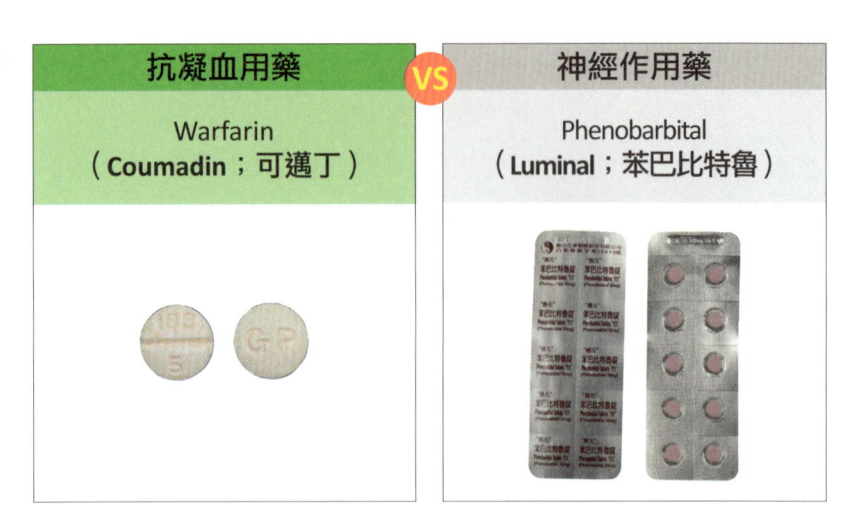

抗凝血用藥	神經作用藥
Warfarin（Coumadin；可邁丁）	Phenobarbital（Luminal；苯巴比特魯）

案例

　　黃先生因為深層靜脈血栓而服用抗凝血劑 Warfarin（Coumadin；可邁丁），最近因為趕著進行公司的年終報告常腹痛，所以至藥局購買腸胃藥，持續吃了 2 週。由於整日伏案工作坐著沒運動，因此右腿又開始疼痛，到醫院檢查後，發現深層靜脈血栓復發。

　　Phenobarbital（Luminal；苯巴比特魯）是一種鎮靜、抗癲癇的藥品，也常添加在複方的腸胃藥中，用來減緩因緊張、壓力造成的腹痛及臟器的痙攣。苯巴比特魯與 Warfarin（Coumadin；可邁丁）併用時，**會增加可邁丁的代謝，而減低可邁丁抗凝血作用**，使得其預防深層靜脈血栓、中風、肺栓塞的療效無法發揮，讓服用者暴露於風險當中。

　　苯巴比特魯與可邁丁盡可能不要併用，苯巴比特魯如

本文作者 黃欣怡藥師

果用於鎮靜或緩解腸胃症狀時，可改用其他藥品。但若已長期使用苯巴比特魯於治療癲癇且控制良好，同時需使用可邁丁時，醫師會依凝血功能調整可邁丁的劑量。當苯巴比特魯必需與可邁丁併用時，需定期回診抽血監測凝血功能，包括凝血酶原時間（PT）及國際標準化比值（INR）（註），使國際標準化比值控制在特定區間，以確保可邁丁抗凝血的療效。除非有醫師的囑咐，否則切勿自行停用或更改劑量，突然停用或減量苯巴比特魯，可能會讓原本維持穩定抗凝血作用的可邁丁少了阻抗，反倒加強抗凝血作用而增加出血風險。

其他與可邁丁併用，也會減低抗凝血作用的藥品

藥品學名（英文商品名）	中文商品名	用途
Rifabutin（Mycobutin）	淨核	治療肺結核
Carbamazepine（Tegretol）	癲通	治療癲癇或神經痛
Dicloxacillin（Diclocin）	力克沙西林，得可信	抗生素
Torsemide（Torsix）	妥速適	利尿、降血壓
Enzalutamide（Xtandi）	安可坦	治療前列腺癌
Aprepitant（Emend）	止敏吐	止吐

註：**國際標準化比值**（international normalized ratio; INR）
用於評估凝血功能，數值愈大代表凝血功能愈差，愈容易出血。

3 抗生素用藥

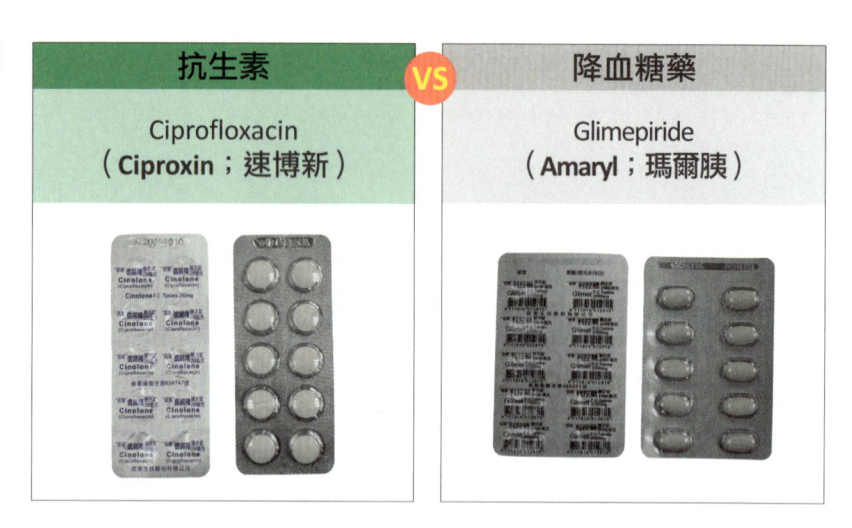

抗生素 VS **降血糖藥**

Ciprofloxacin
（Ciproxin；速博新）

Glimepiride
（Amaryl；瑪爾胰）

案例

　　范先生，65 歲，為退休公務人員。因罹患第二型糖尿病，持續在服用降血糖藥 Glimepiride（Amaryl；瑪爾胰）。近日因感染而使用 Ciprofloxacin（Ciproxin；速博新），2 天後忽然感覺飢餓感、頭暈、冒冷汗，測血糖結果發現血糖偏低。因此，家人趕緊將他送到醫院急診，詳細詢問下發現，因目前使用的藥物出現交互作用，故引起低血糖。

　　口服的 Ciprofloxacin（Ciproxin；速博新）屬於一種 Fluoroquinolones（氟喹諾酮）類抗生素。這類的抗生素並非與每種降血糖藥物都會有交互作用發生，但若與 Sulfonylureas（硫醯基尿素）類降血糖藥，如：Glimepiride（Amaryl；瑪爾胰）、Glipizide（Minidiab；滅糖尿）、Glibenclamide（Diabetin；糖必鎮）等藥物併用時，可能會提高血糖不穩定的風險，發生高血糖或低血糖的症狀。

本文作者 彭鳳宜藥師

　　高血糖可能出現的症狀，包括：**口渴且多尿、疲倦、食慾不振、噁心及嘔吐**等；低血糖可能出現的症狀，則有：**飢餓感、發抖、冒冷汗、心跳加快、無力、頭暈、嘴唇麻**等。若出現低血糖現象時，應立即處置低血糖情況、停用藥物並就醫。

　　依據文獻建議，如果這兩類藥物需同時服用時，應該要密切監測血糖值，並依血糖值調整降血糖藥的劑量，並加強衛教病患監測血糖值的重要性，以避免發生低血糖的危險。

其他與硫醯基尿素類降血糖藥併用，會產生交互作用的氟喹諾酮類抗生素

- Levofloxacin（Cravit；可樂必妥）
- Moxifloxacin（Avelox；威洛速）

其他與氟喹諾酮類抗生素併用，會產生交互作用的降血糖藥

- Glipizide（Minidiab；滅糖尿）
- Glibenclamide（Diabetin；糖必鎮）

3 抗生素用藥

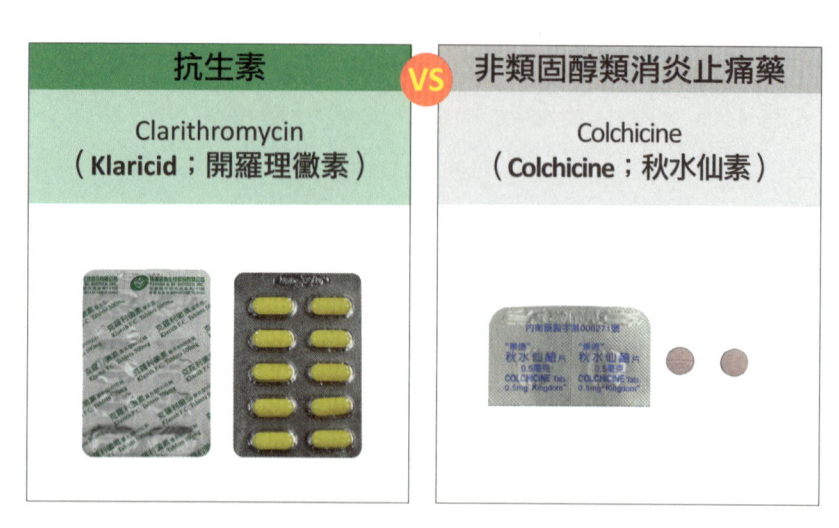

抗生素
Clarithromycin
（Klaricid；開羅理黴素）

VS

非類固醇類消炎止痛藥
Colchicine
（Colchicine；秋水仙素）

案例

　　黃先生，48歲，上班族。平日三餐不正常，有消化性潰瘍，開始併用含Clarithromycin（Klaricid；開羅理黴素）之三合一療法治療幽門螺旋桿菌中。某日下班後與同事餐聚，豪飲幾杯後便回家休息，半夜左腳大拇趾腫脹且疼痛難忍，於是至醫院求治，經醫師診斷罹患急性痛風，給予非類固醇類消炎止痛藥（NSAIDs）和Colchicine（Colchicine；秋水仙素）使用。4天後，黃先生出現腹痛、噁心、嘔吐和血便的情況，在藥師詳細詢問下發現，黃先生用藥出現交互作用，使得血液中藥物濃度大幅增加，因而引起不良反應。

　　Clarithromycin（Klaricid；開羅理黴素）是一種巨環內酯類（Macrolide）抗生素，這類藥品同時屬於肝臟酵素CYP3A4的抑制劑，會抑制此類酵素的活性。Colchicine（秋水仙素）於體內的代謝與排泄，主要會受到肝臟酵素CYP3A4調控。因此當這兩種藥品併用時，開羅理黴素錠

本文作者 彭鳳宜藥師

會抑制肝臟酵素CYP3A4的活性，造成秋水仙素於體內代謝與排泄降低，進而吸收增加，使秋水仙素藥物血中濃度過高，因而**增加藥物副作用與毒性**。可能出現的副作用有：**噁心、嘔吐、腹瀉和血便等腸胃道症狀**，但不一定上述之副作用全部都會出現。

目前並不建議兩種藥物併用，若這兩種藥品的併用無法避免，應需降低秋水仙素的使用劑量。建議於就診時，應主動告知醫師目前有在使用的藥品，醫師會視情況決定是否併用或調降秋水仙素的劑量，以避免產生藥物交互作用，並詳細諮詢藥師併用後的注意事項。

其他常見與秋水仙素產生交互作用的巨環內酯類抗生素
- Erythromycin（Erythromycin；紅黴素）

3 抗生素用藥

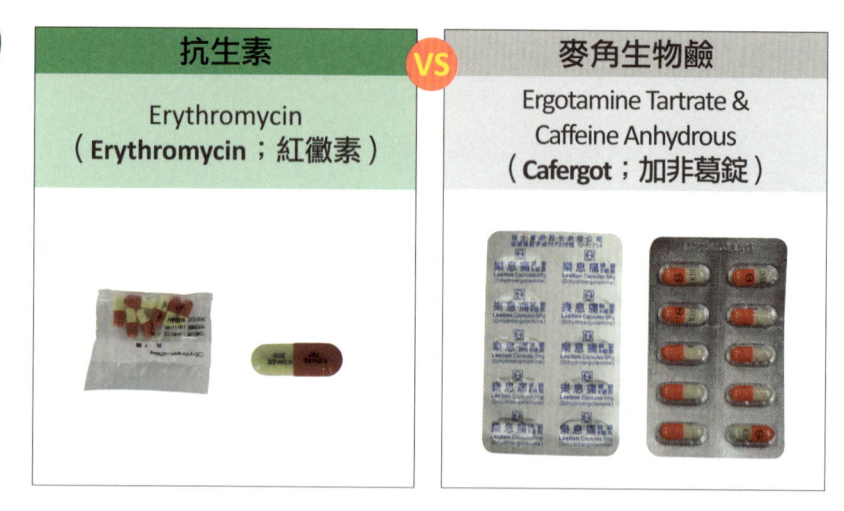

抗生素	VS	麥角生物鹼
Erythromycin （Erythromycin；紅黴素）		Ergotamine Tartrate & Caffeine Anhydrous （Cafergot；加非葛錠）

案例

　　林小姐，32歲，是一位上班族。因為工作繁忙、壓力大，常有偏頭痛的情形，所以自行去藥局購買含麥角生物鹼Ergotamine Tartrate & Caffeine Anhydrous（Cafergot；加非葛錠）的藥物服用，來緩解偏頭痛。近日因感冒到診所就診，醫師診斷罹患肺炎，開立了7天的抗生素Erythromycin（Erythromycin；紅黴素）。3天後，林小姐突然感覺到頭疼得更為劇烈，並且伴隨著噁心、想吐。因此林小姐趕快至醫院看診，醫師詳細詢問下發現，因用藥出現交互作用，才會引起不良反應。

　　Erythromycin（Erythromycin；紅黴素）屬於巨環內酯類（Macrolide）抗生素之一，臨床上用於治療多種的感染症，這類藥品同時會抑制肝臟酵素CYP3A4的活性。麥角生物鹼Ergotamine Tartrate & Caffeine Anhydrous（Cafergot；加非葛錠）於體內的代謝與排泄，主要會受到肝臟酵素CYP3A4調控。因此當這兩種藥品併用時，紅黴

素會抑制肝臟酵素CYP3A4的活性，使得麥角生物鹼於體內的代謝與排泄降低，造成吸收增加，導致麥角生物鹼藥物血中濃度過高，因而增加藥物副作用與毒性，可能會發生的副作用，有：**噁心、嘔吐**，甚至可能會出現嚴重症狀，如**抽搐和缺血性血管痙攣**等情形。

目前並不建議這兩種藥物同時使用。建議病患於就診時，應主動告知醫師目前有在使用的藥品，以避免產生藥物交互作用，並詳細諮詢藥師每種藥品的注意事項。如果已同時服用，而產生不良反應時，應立即停用藥物，並馬上就醫。

其他常見與麥角生物鹼產生交互作用的巨環內酯類抗生素
● Clarithromycin（Klaricid；開羅理黴素）

3 抗生素用藥

抗生素	VS	抗生素
Fusidate Sodium （Fucidin；服即淨）		Rifampin （Rifampicin；立汎黴素）

案例

許先生，72 歲，退伍軍人。因罹患退化性關節炎，曾接受人工膝關節手術，2 個月前術後開刀處感染導致慢性骨髓炎，於是開始服用抗生素 Fusidate Sodium（Fucidin；服即淨）及 Rifampin（Rifampicin；立汎黴素）治療。最近這幾天許先生感覺皮膚變黃、胃口變差、以及持續且不明原因的倦怠感，於是在家人陪同下就醫，經醫師詳細診察，懷疑可能是藥物引起的肝膽疾病相關不良反應。

許多藥物具有肝毒性，也就是一般人所說的「傷肝」，像案例中使用的抗生素 Fusidate Sodium（Fucidin；服即淨）與 Rifampin（Rifampicin；立汎黴素）就是其中之一。這兩類抗生素可同時用於慢性骨髓炎的治療，所以當這兩類具有肝毒性的藥物同時併用時，可能會**加重藥物肝毒性的發生**，尤其在骨髓炎或較嚴重感染，需較高劑量或較長之治療期間時。

一般肝功能異常初期常見的症狀有：**噁心、嘔吐、眼睛或皮膚變黃、皮膚搔癢、食慾不振、茶色尿或持續且不明原因的疲倦感**，但上述之副作用不一定會全部出現，若你有上述任何一種症狀出現，應儘速就醫。或有任何其他不適症狀，請諮詢你的醫師或藥師。

兩種藥物併用時，醫師會視你的情況決定是否併用或調整藥物劑量，並應定期回診做肝功能檢查，如肝功能指數GOT、GPT或膽紅素等檢查項目。同時建議你於就診時，應主動告知醫師目前有在使用的藥品或其他疾病，以避免產生藥物交互作用。

3 抗生素用藥

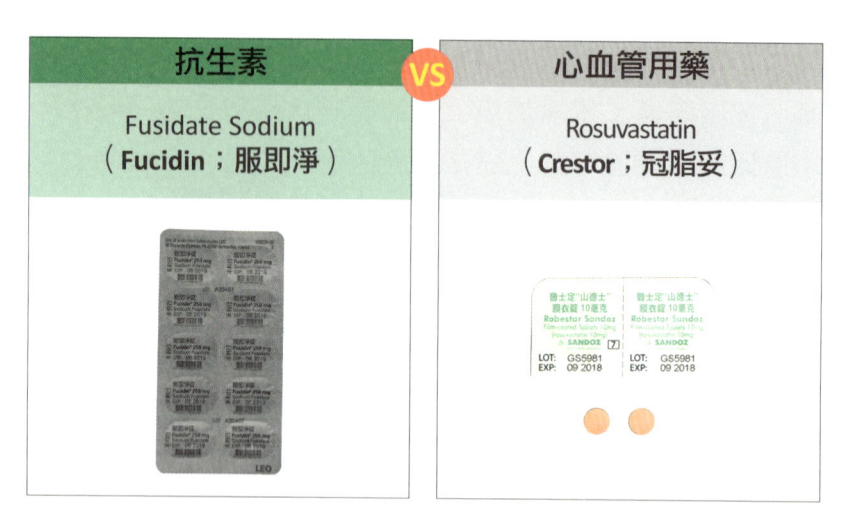

抗生素	心血管用藥
Fusidate Sodium（**Fucidin**；服即淨）	Rosuvastatin（**Crestor**；冠脂妥）

案例

邱女士，56 歲，公務人員。因罹患高血脂症而固定服用降血脂藥 Rosuvastatin（Crestor；冠脂妥）。日前因車禍大腿骨折並伴隨骨頭有細菌感染，所以使用 Fusidate Sodium（Fucidin；服即淨）治療；1 星期後，邱女士開始覺得有四肢肌肉痠痛、肌肉無力等症狀，而且小便的顏色變得像「可樂」一般，所以趕緊到醫院看診，醫師診斷為藥物引起的橫紋肌溶解症（Rhabdomyolysis）。

Fusidate Sodium（Fucidin；服即淨）為類固醇類抗生素，用於治療皮膚與軟組織細菌引起的感染症、治療骨髓炎或較嚴重感染。若和史塔汀類（Statins）或稱 HMG-CoA 還原酶抑制劑（HMG-CoA reductase inhibitors）的降血脂藥，如：Rosuvastatin（Crestor；冠脂妥）、Atorvastatin（Tulip；妥寧）等藥物同時服用時，會導致這類降血脂藥的藥物血中濃度上升，增加肌毒性，進而使橫紋肌溶解症

的發生風險增加。

　　橫紋肌溶解症發生時，可能出現肌肉痠痛、肌肉無力、噁心嘔吐等症狀，嚴重時可能會出現少尿、尿液呈現暗茶色、急性腎損傷，甚至昏迷或休克等，抽血檢驗會發現肌酸激酶（Creatine kinase；簡稱CK）值升高，若有上述任何一種症狀出現，應儘速就醫。

　　因為服即淨錠抗生素與史塔汀類的降血脂藥這兩類藥品併用，可能會增加橫紋肌溶解症發生之風險，目前已將這兩類藥品引起的交互作用，列為使用禁忌，不建議同時使用。若有任何藥物不良反應發生時，應立即停用藥物，並馬上就醫。

3 抗生素用藥

抗生素	VS	含金屬離子藥物
Levofloxacin （**Cravit**；可樂必妥）		Oxethazaine & Polymigel （**Strocain**；息痛佳音錠）

案例

　　吳先生，73 歲，有慢性肺部疾病，近日因出現發燒、連續咳嗽 3 天且伴隨有黃色黏稠的痰液，而到醫院就診，醫師診斷罹患社區性肺炎（註），開立了 7 天的抗生素 Levofloxacin（Cravit；可樂必妥），讓他於每餐飯前服用以治療肺炎。吳先生因害怕抗生素會傷胃，所以自行購買胃藥與可樂必妥一同服用。3 天後，吳先生肺炎情形不但沒有改善，還持續出現發燒情況，趕緊就醫後發現，原來是抗生素與胃藥發生藥物交互作用，造成抗生素藥效降低。

　　口服的 Levofloxacin（Cravit；可樂必妥）是屬於一種 Fluoroquinolones（氟喹諾酮）類抗生素，這類藥品口服吸收率高、使用方便，因此常被廣泛應用於多種感染症。然而這類的抗生素因為本身結構的關係，若與含有金屬離子的藥物併用時，會產生螯合作用，使得這類抗生素在腸胃道的吸收減少，藥效降低，進而導致治療效果不佳或失敗，甚至會產生抗藥性的細菌；至於針劑劑型的氟喹諾酮類抗

生素，因為是直接注射給藥，不經過腸胃道吸收，所以不會受此金屬離子藥物的影響。

目前市面上的金屬離子藥物，常見的有：含鋁或鎂的制酸劑、胃乳片及 Sucralfate（Scrat；保胃懸乳液）；含鈣的鈣片或牛奶等乳製品、鐵或鋅製劑及綜合維生素等。另外有一類胃藥，如：Oxethazaine & Polymigel（Strocain；息痛佳音錠），雖然不是金屬離子的胃藥，但賦形劑含有金屬鈣，仍會有相同的影響，只是影響程度不一。一般而言，在服用這類口服劑型的抗生素時，**若欲避免使用時療效受到影響**，則要避開與金屬離子的藥物一同服用。若必須服用如胃藥等藥物，建議可錯開兩者服用時間；**一般先服用這類抗生素後，隔 2 小時再服用含金屬離子的藥物製劑**，以避免這類交互作用發生。

其他常見與胃藥產生交互作用的氟喹諾酮類抗生素

- Ciprofloxacin（Ciproxin；速博新）
- Moxifloxacin（Avelox；威洛速）

註：**社區性肺炎**

社區性肺炎定義為肺部急性感染，發生在未住院患者或症狀發生前在長期照護之家居住未超過 14 天的病人，表現包含下列症狀：發熱、體溫過低、發抖、出汗、咳嗽、痰色改變、胸部不適、氣促（其他非特定性症狀：疲倦、肌痛、腹痛、食慾差、頭痛），或力之異常，此外胸部 X 光往往會出現急性浸潤現象。

致病原因大都是細菌性感染，藉由吸入帶有微生物之飛沫粒子吸到氣管及支氣管內。另一致病機轉為誤嗆入口咽之分泌物至氣管、支氣管內。可能之致病菌以肺炎雙球菌（streptococcus pneumoniae）最為常見，約佔 2/3。其他常見之病原還有流行感冒嗜血桿菌（haemophilus influenzae）、黴漿菌（mycoplasma pneumoniae）、披衣菌（chlamydia pneumonias）、金黃色葡萄球菌（staphylococcus aureus）及退伍軍人症（legionella pneumonia）等。

3 抗生素用藥

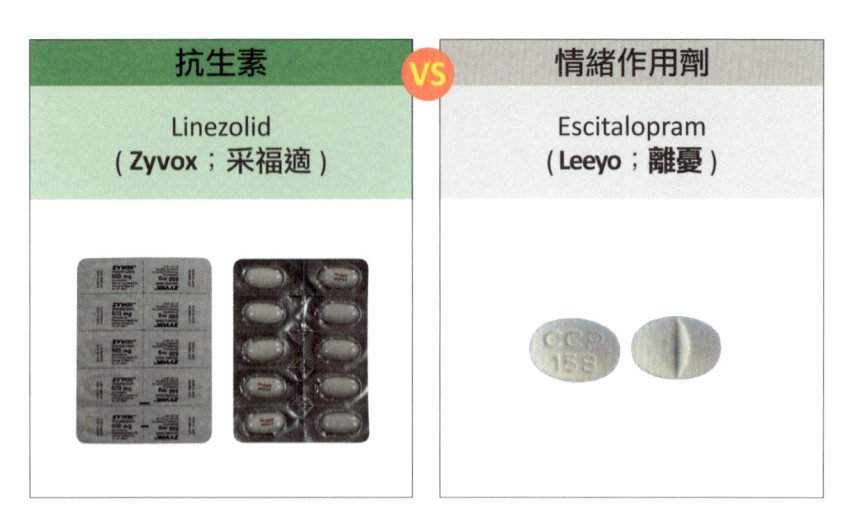

抗生素	VS	情緒作用劑
Linezolid （Zyvox；采福適）		Escitalopram （Leeyo；離憂）

案例

　　王女士，今年 62 歲，平時身體狀況還不錯，數年前被診斷為憂鬱症，持續服用抗憂鬱藥 Escitalopram（Leeyo；離憂），穩定控制情緒，生活步調漸漸恢復正常。

　　某天，她發現右小腿紅腫熱痛，甚至有一點化膿，醫師診斷為細菌性蜂窩性組織炎（皮膚軟組織感染），經評估懷疑是抗藥性金黃色葡萄球菌（MRSA）感染，為了避免惡化，醫師開立口服抗生素 Linezolid（Zyvox；采福適），回家持續服用 5 天。兩天後，王女士開始出現心跳加快、流汗、焦慮與發燒的症狀，甚至感到肌肉僵硬與輕微的顫抖。她以為只是感染在好轉前的反應，直到第三天晚上發燒超過攝氏 39 度，還出現輕微意識混亂，家人才趕緊帶她到急診。經急診醫師評估，發現她並沒有明顯感染惡化的跡象，但整體症狀卻符合血清素症候群（serotonin syndrome）的特徵。追問藥歷後，才發現她同時服用了采福適和離憂，醫師立刻停用兩種藥物，並給予支持性療法觀察兩天後症狀才漸漸緩解。

　　Linezolid（Zyvox；采福適）是一種 2-噁唑烷酮

（Oxazolidinone）類抗生素，抗菌的作用機轉是抑制細菌蛋白質合成，作用於細菌的 50S 核糖體次單位，阻止起始複合體形成。對革蘭氏陽性菌有效，特別是抗藥性菌株如抗藥性金黃色葡萄球菌（MRSA）、抗萬古黴素腸球菌（VRE）。采福適雖然主要作為抗生素，但它同時也具有可逆性的單胺氧化酶抑制（MAOI）作用，單胺氧化酶（MAO）是負責分解腦內神經傳導物質（如血清素、去甲腎上腺素、多巴胺）的酵素。當 MAO 被抑制後，這些神經傳導物質濃度會上升，若與其他會增加血清素的藥物併用，可能導致過量。

Escitalopram（Leeyo；離憂）是一種選擇性血清素再吸收抑制劑（SSRI），其抗憂鬱的作用機轉是抑制神經突觸中對血清素的再吸收，使突觸間隙中的血清素濃度增加，達到抗憂鬱效果，是治療憂鬱症、焦慮症的常見第一線藥物，副作用相對溫和。

當離憂增加血清素濃度的同時，采福適抑制了血清素的代謝（分解），就造成**血清素過度堆積的問題**了。這種作用是交互作用的協同作用（synergistic effect），尤其在中樞神經系統內，可能引發：**發燒、出汗、顫抖、焦躁、幻覺、肌肉僵硬、心跳過速、甚至昏迷或抽搐等症狀**。這種現象被稱為**血清素症候群**（serotonin syndrome），為一種潛在危及生命的急症。

采福適雖為抗生素，但因特殊作用機轉，使用時需特別小心與其他藥物之交互影響。尤其是在跨科別就醫時，一定要主動告知醫師您目前使用的所有藥品。

3 抗生素用藥

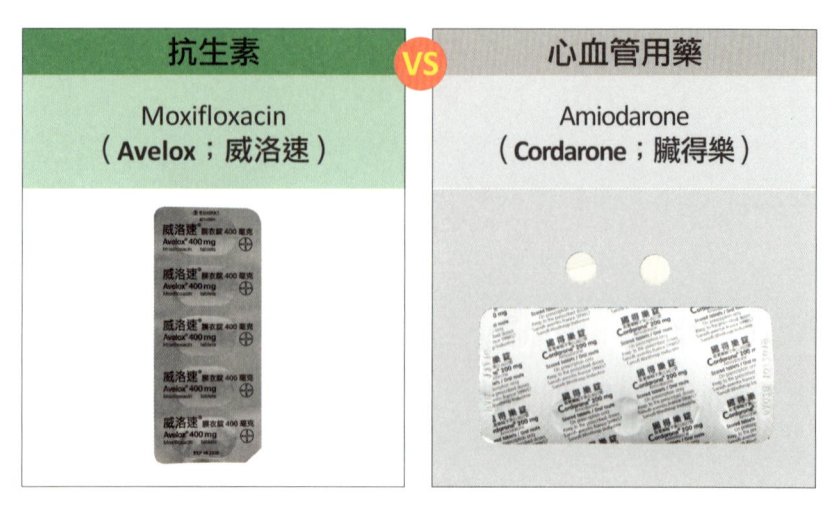

抗生素
Moxifloxacin
（Avelox；威洛速）

VS

心血管用藥
Amiodarone
（Cordarone；臟得樂）

案例

劉先生，63歲，退休教師。因有心搏過速情形，持續在服用抗心率不整藥Amiodarone（Cordarone；臟得樂）。近日因感冒發燒，咳嗽有黃色濃痰液，呼吸喘，被診斷為細菌性肺炎，所以給予抗生素Moxifloxacin（Avelox；威洛速）服用。劉先生服用一劑抗生素不久後，出現頭昏眼花、心悸等情形，於是家人趕緊將他送到醫院急診，詳細詢問下發現，因目前使用的藥物出現交互作用，而引起不良反應。

口服的Moxifloxacin（Avelox；威洛速）是屬於一種氟喹諾酮類（Fluoroquinolones）抗生素，因口服吸收好、使用方便，常被廣泛用在多種細菌感染症。然而這類抗生素在臨床使用時，已被證實可能會引起少見但嚴重的不良反應：心臟毒性，造成心電圖QT波間距延長、Torsade de pointes（TdP）多型性心室心搏過速、甚至有心跳停止而致死的案例發生。

本文作者 彭鳳宜藥師

　　研究發現若病患使用氟喹諾酮類抗生素，同時併用有心臟毒性的藥物，如：抗心率不整藥Amiodarone（Cordarone；臟得樂），或是病患本身已有心律異常等心臟方面的疾病時，都可能會出現藥效加乘的交互作用產生，**使得心臟毒性的副作用更容易發生**。因此不建議這兩類藥物同時使用，以避免發生嚴重的不良反應。

　　為了你的用藥安全，應於就診時主動告知醫師目前的用藥或其他疾病，並詳細諮詢藥師併用後的注意事項。

其他常見與臟得樂產生交互作用的氟喹諾酮類抗生素
- Ciprofloxacin（Ciproxin；速博新）
- Levofloxacin（Cravit；可樂必妥）

3 抗生素用藥

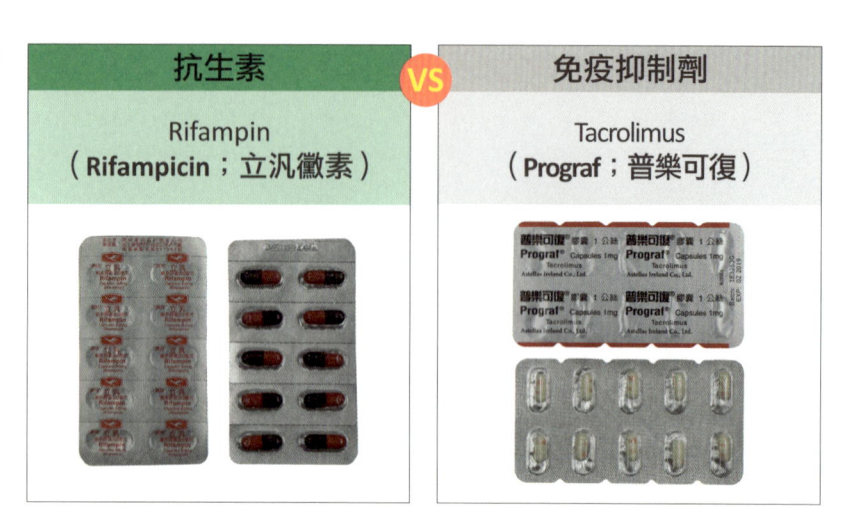

抗生素
Rifampin
（Rifampicin；立汎黴素）

VS

免疫抑制劑
Tacrolimus
（Prograf；普樂可復）

案例

　　王先生，45歲，貿易公司老闆。3年前接受腎臟移植手術後，接受免疫抑制劑 Tacrolimus（Prograf；普樂可復）來避免器官排斥反應；因長期使用抗排斥藥物，使得身體免疫功能低下，而感染肺結核，於是使用 Rifampin（Rifampicin；立汎黴素）等抗結核病藥物來治療。1星期後，王先生抽血檢查發現免疫抑制劑普樂可復藥物血中濃度偏低，懷疑是否有藥物交互作用？這兩種藥物不能一起吃嗎？

　　Rifampin（Rifampicin；立汎黴素）為常用的抗結核病藥物，會與許多抗排斥藥物，如：Tacrolimus（Prograf；普樂可復）、Cyclosporine（Sandimmun Neoral；新體睦）、Sirolimus（Rapamune；斥消靈錠）、Everolimus（Afinitor；癌伏妥）等產生交互作用。

　　因為立汎黴素為肝臟酵素CYP3A4的誘導劑，會增加這類抗排斥藥物在體內的代謝速率，所以**當這兩類藥物同**

時服用時,抗排斥藥物在血中濃度大幅下降,甚至影響抗排斥作用藥效。

　　因此建議器官移植病人的肺結核治療,應避免使用立汎黴素;若無法避免這兩類藥物併用時,或許可改用交互作用較小的藥物Rifabutin（Mycobutin;淨核）;且應增加抗排斥藥物的劑量,並嚴密監測抗排斥藥物的血中濃度。

3 抗生素用藥

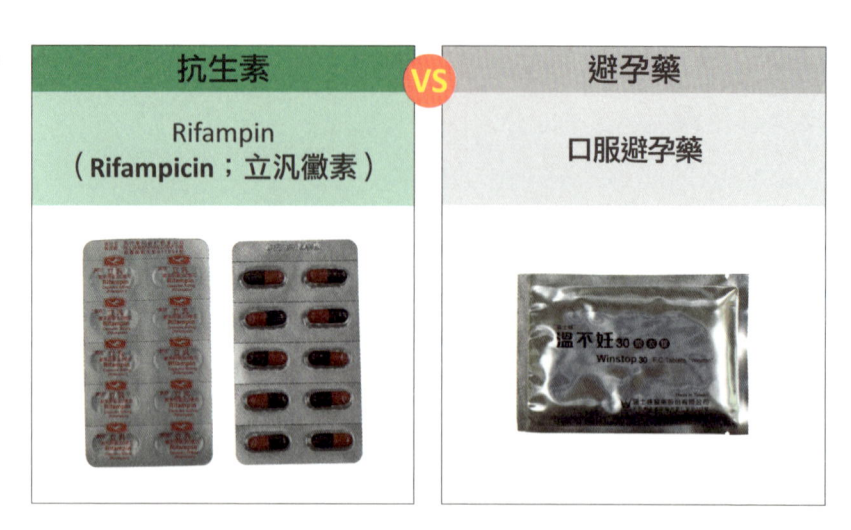

抗生素	VS	避孕藥
Rifampin （Rifampicin；立汎黴素）		口服避孕藥

案例

　小美患有肺結核，目前服用抗結核藥 Rifampin（Rifampicin；立汎黴素）治療中。考量到身體狀況，新婚的小美和老公討論後決定暫時避孕。小美至衛生所詢問避孕方式，醫師卻不建議她使用口服避孕藥。

　　口服避孕藥因取得容易而且服用方便，是目前相當普遍的避孕方式。口服避孕藥的成分主要為雌激素和黃體素，藉著抑制排卵來達到避孕的效果。肺結核用藥 Rifampin（Rifampicin；立汎黴素）除了原有的抗結核菌效果，藥品本身還會加強人體肝臟某些酵素的代謝能力，因此經由此類肝臟酵素代謝的藥物若一起服用，藥效就會受到影響，口服避孕避藥就是其中一種。

　　當口服避孕藥和立汎黴素一起服用時，口服避孕藥在人體內的代謝速率會增加，造成血液中有活性的成分濃度

本文作者 陳怡珊藥師

較預期低,進而可能**降低避孕效果**,因此醫師才會建議小美使用其他方式避孕。

除了立汎黴素之外,有幾類藥品也會提高肝臟酵素代謝口服避孕藥的速率,因而影響避孕效果。若因為病情需要不能中斷治療,要請醫師評估,選擇其他避孕方式或不會影響口服避孕藥代謝的替代用藥。

其他會降低口服避孕藥效果的藥物

藥品分類	藥品名稱
癲癇用藥	● Phenytoin(Aleviatin;阿雷彼阿慶) ● Carbamazepine(Tegretol;癲通)
愛滋病用藥	● Efavirenz(Efavir;易伐滋) ● Viramune(Nevirapine;衛滋錠)

3 抗生素用藥

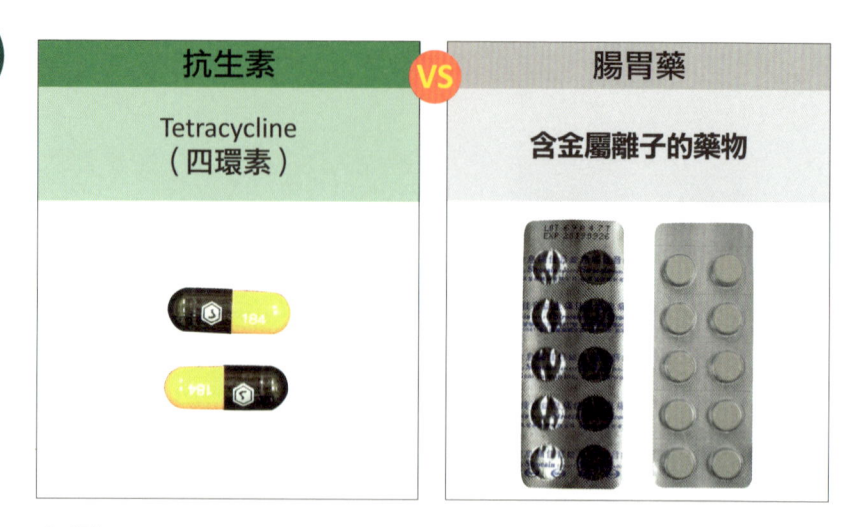

抗生素	VS	腸胃藥
Tetracycline（四環素）		含金屬離子的藥物

案例

　　素蘭的胃不是很好，前些日子生病看醫生，開了些藥，其中有一種是抗生素。因為擔心抗生素會傷胃，她於是想要搭配自己常用的胃藥吃，以免胃不舒服。可是，問了巷口藥局的藥師，藥師卻提醒她四環素不可以配胃藥吃？

　　Tetracycline（四環素）是一種廣效型抗生素，可抗菌、抗原蟲，臨床上通常用於治療呼吸道、中耳、鼻竇、尿路等部位的感染，也能用於治療淋病。目前多用於治療輕微或嚴重的酒糟鼻和痤瘡等。

　　四環素因為本身結構的關係容易與鎂離子、鋁離子、鐵離子等離子結合，形成溶解度低的複合物，也因此降低了口服四環素在人體腸胃道的吸收率，進而影響治療效果。案例中所提的胃藥，一般為制酸劑，而常用的制酸劑通常含有鎂離子、鋁離子等，所以不建議兩類藥品同時服

用。然而，若臨床上評估仍有併用的必要性，則建議服用四環素後1至2小時再服用含有鎂離子、鋁離子的制酸劑。

　　當然，其他含有上述離子的食物和藥物也一樣會影響四環素的吸收，因此含有鈣的乳製品以及鐵劑也需和四環素間隔使用。為了避免食物中可能含有的其他離子會影響四環素的吸收，通常建議空腹使用此藥，也就是飯前1小時或飯後2小時再服用。

> **其他與制酸劑產生交互作用的四環素類抗生素**
> - Doxycycline（Doxymycin；多喜黴素）
> - Minocycline（Borymycin；伯力黴素）

3 抗生素用藥

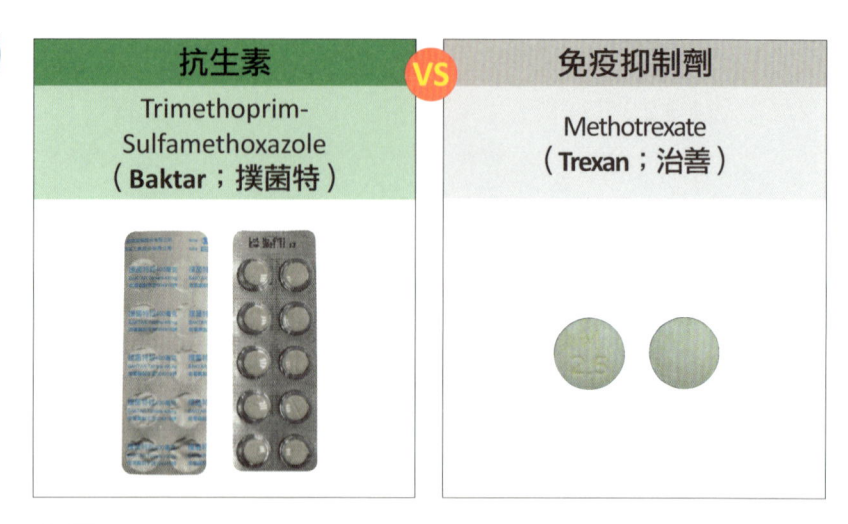

抗生素 VS	免疫抑制劑
Trimethoprim-Sulfamethoxazole（Baktar；撲菌特）	Methotrexate（Trexan；治善）

案例

　　何女士，67 歲，長期使用 Methotrexate（Trexan；治善）來控制類風溼性關節炎。近期因反覆泌尿道感染，開始使用抗生素 Trimethoprim-Sulfamethoxazole（Baktar；撲菌特）來治療。1 個月後，又因尿道感染再次回診治療時，發現何女士同時伴隨有嚴重的全血細胞減少。在醫師詢問下發現，原來何女士用藥出現交互作用，竟然使得血液中藥物濃度大幅增加，才會引起不良反應。

　　Methotrexate（Trexan；治善）會因使用劑量的不同，而用來治療不同的疾病，如：類風溼性關節炎、牛皮癬或多種癌症。Trimethoprim-Sulfamethoxazole（Baktar；撲菌特）是一種磺胺類抗生素，可用於泌尿道、呼吸道和腸胃道感染的治療，另外對於免疫功能低下的病人，這類抗生素也常被用來作為預防或治療肺囊蟲肺炎的感染。

　　當這兩種藥物併用時，由於撲菌特會取代治善和血中

蛋白質結合，造成血中治善的濃度上升，而阻礙骨髓生成血球，**使血球數量下降**，若血球數過低時，**感染的風險相對會增高**。

此外治善也會抑制葉酸的合成，兩者併用的結果，容易**導致巨母球性貧血**（Megaloblastic anemia）的發生。通常這些不良反應的發生，會和治善劑量有關，雖然在低劑量下，較不會出現這些嚴重副作用，但也無法排除發生風險。

目前不建議這兩種藥物併用，若這兩種藥品併用是無法避免的，必須在醫師嚴密監測下併用，必要時會監測治善的藥物血中濃度；同時建議要詳細諮詢藥師藥物併用後的注意事項，以避免藥物副作用出現。

3 抗生素用藥

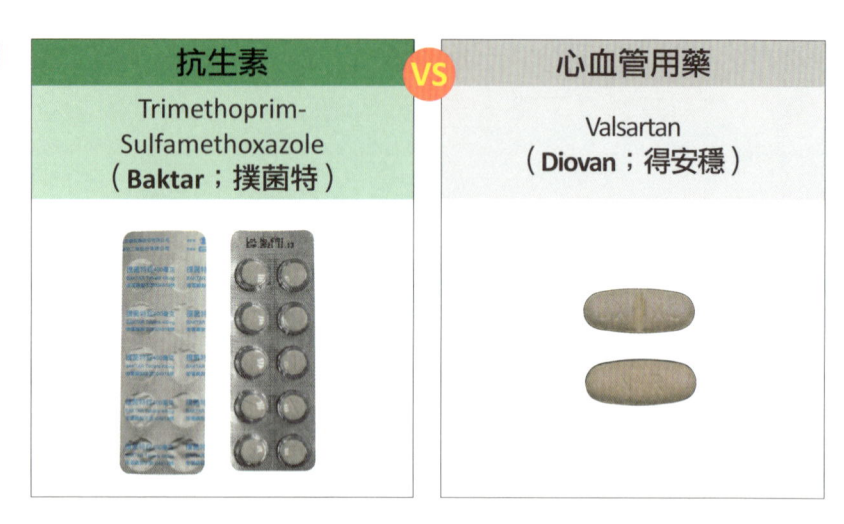

抗生素	VS	心血管用藥
Trimethoprim-Sulfamethoxazole（Baktar；撲菌特）		Valsartan（Diovan；得安穩）

案例

張女士，56 歲，患有高血壓，持續在服用降血壓藥 Valsartan（Diovan；得安穩）。去年 5 月因 B 型肝炎合併肝細胞癌，進行肝臟移植，並接受免疫抑制劑來避免器官排斥反應；8 月時因懷疑感染肺囊蟲肺炎，而使用 Trimethoprim-Sulfamethoxazole（Baktar；撲菌特）來治療。1 星期後，張女士感覺肌肉無力、嘔吐、心悸，抽血檢查發現血鉀濃度太高，在醫師診察後發現可能是藥物交互作用而引起不良反應。

Trimethoprim-Sulfamethoxazole（Baktar；撲菌特）是一種磺胺類抗生素，可用於治療泌尿道、呼吸道和腸胃道感染，另外也常被用在免疫功能低下的病人身上，作為預防或治療肺囊蟲肺炎的感染。因這種抗生素的藥理作用會減少腎臟排出鉀離子，造成血液中鉀離子濃度升高的風險增加，特別在高劑量使用這個藥物或病人腎功能不佳的情況下，尤其顯著。若同時併用抑制鉀離子由腎臟排出的藥物，更容易導

致血液中鉀離子濃度升高。這幾類藥品包括：

- 血管張力素轉化酶抑制劑（Angiotensin Converting Enzyme Inhibitors；簡稱 ACEI），有 Captopril（Capoten；卡特普）、Enalapril（Renitec；益壓穩）
- 血管張力素受體阻斷劑（Angiotensin II Receptor Blocker；簡稱 ARB），有 Valsartan（Diovan；得安穩）、Olmesartan（Olmetec；雅脈）
- 保鉀利尿劑，有 Spironolactone（Aldactone；安達通）
- 補鉀藥，有 Potassium Gluconate（Radi-K；鉀順錠）。

併用時可能會引起**心臟傳導和收縮異常**，表現的症狀為**肌肉麻痺、全身無力、心搏變慢**等，但不一定上述之症狀全部都會出現。依據文獻建議，如果這兩類藥物需同時服用時，須經過醫師評估過後使用，並監測血液中鉀離子濃度，尤其對高劑量使用撲菌特藥物或腎功能不佳的病人而言，更是如此。若有任何藥物不良反應發生時，應立即停用藥物，並馬上就醫。

4 抗黴菌用藥

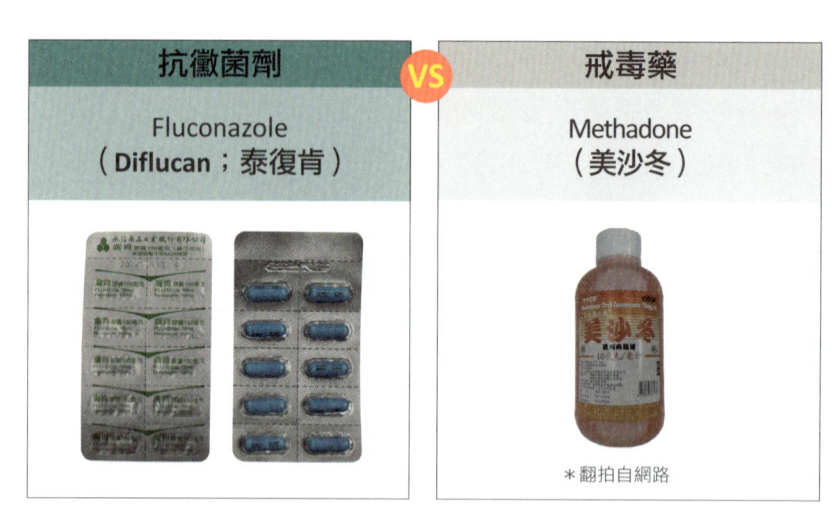

抗黴菌劑	VS	戒毒藥
Fluconazole （Diflucan；泰復肯）		Methadone （美沙冬）

＊翻拍自網路

案例

　　小志是一個高中生，在家中排行老大，年幼時父母親就已離異，母親為了養活 3 個孩子，每天忙於工作，沒有時間照顧與陪伴。在一個偶然的機會之下，小志因一時的好奇，沾染上了毒品──海洛因，幾個月後，小志於交易毒品時遭警方循線逮捕，並送至勒戒所，使用 Methadone（美沙冬）來戒毒。幾天後，小志突然心律不整昏倒就醫，急診醫師發現小志近日有在使用抗黴菌藥 Fluconazole（Diflucan；泰復肯）。

　　Methadone（美沙冬）為鴉片類致效劑，與毒品（如海洛因）有相似的藥理作用，由於美沙冬有較長的作用期間，因此能減緩戒斷症狀的產生，避免因毒癮發作而影響日常的作息，目前使用於鴉片成癮替代療法。

　　美沙冬於體內主要經由肝臟酵素 CYP3A4 代謝，而 Fluconazole（Diflucan；泰復肯）於體內會抑制此酵素，因此此二種藥品併用時，可能會造成美沙冬於體內代謝變慢，

藥物血中濃度過高，因而增加藥物副作用與毒性的機會。

美沙冬常見的副作用為：頭昏、昏眩、鎮靜、噁心、嘔吐、多汗等，嚴重的副作用為呼吸抑制、QT 間隔時間延長（QT interval prolongation，註）。**泰復肯也有可能會引起 QT 間隔時間延長，因此併用美沙冬可能導致 QT 間隔時間延長與其他副作用發生的機會大增。**

此二種藥物不應併用，因此就診時，應主動告知醫師目前有在使用的藥品，以避免開立會產生交互作用的處方，若服用藥物後有任何不舒服的地方，建議立即回診詢問醫師或藥師。

其他與美沙冬有交互作用的抗黴菌藥

- Itraconazole（Sporanox；適撲諾）
- Voriconazole（Vfend；黴飛）
- Posaconazole（Posanol；波賽特）
- Isavuconazole（Cresemba；驅黴霸）→降低 methadone 血中濃度

註：QT 間隔時間延長（QT interval prolongation）
為心律不整的一種，嚴重可能會導致死亡，發生原因除了本身疾病引起外，電解質異常、藥物也有可能會引起。

4 抗黴菌用藥

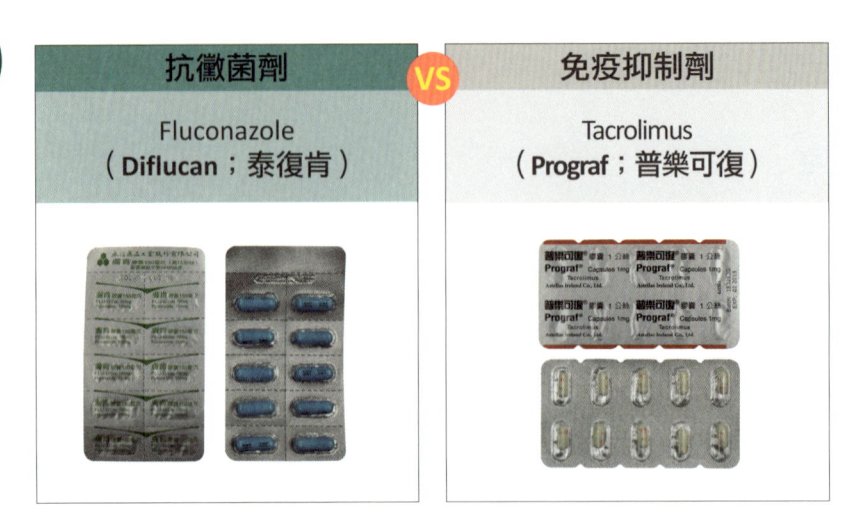

抗黴菌劑	VS	免疫抑制劑
Fluconazole （Diflucan；泰復肯）		Tacrolimus （Prograf；普樂可復）

案例

依婷有慢性腎臟疾病，每週一、三、五規律洗腎，今年初成功完成腎臟移植，移植後使用 Prednisolone（去氫羥化腎上腺皮質素）+ Tacrolimus（Prograf；普樂可復）+ Mycophenolate mofetil（Cellcept；山喜多）來抑制排斥反應，最近因泌尿道感染白色念珠菌（Candida albican），於是醫師加開 Fluconazole（Diflucan；泰復肯）共 14 天，使用 1 周後，依婷覺得尿量變少，因擔心是否腎功能惡化，於是提早回診。

腎臟移植後的患者，會使用免疫抑制劑來降低排斥反應，目前治療趨勢為三合一療法：calcineurin inhibitor〔Cyclosporin（Sandimmun；新體睦）或Tacrolimus（Prograf；普樂可復）〕、antimetabolic agent〔Azathioprine（Imuran；移護寧）或Mycophenolate mofetil（Cellcept；山喜多）〕、glucocorticoids〔如Prednisolone（去氫羥化腎上腺皮質素）〕。

本文作者 黃詠銘藥師

　　普樂可復於體內主要經由肝臟酵素CYP3A4代謝，而Fluconazole（Diflucan；泰復肯）於體內會抑制此酵素，因此二種藥品併用時，可能會造成普樂可復於體內代謝受到影響，藥物血中濃度提高（正常值5倍），藥物副作用與毒性發生的機會大大的提升。

　　普樂可復的副作用如：**腸胃道方面**（便秘、腹瀉、噁心、嘔吐）、**血液方面**（貧血、白血球增多症、血小板減少症）、**神經方面**（頭痛、失眠、感覺異常）、**心臟方面**（心房顫動、QT間隔時間延長）、**代謝方面**（血糖上升、高血鉀、低血鎂）、**腎毒性等**。其中腎毒性比較常出現於併用肝臟酵素CYP3A4抑制劑與本身就容易引起腎損傷的藥物，此案例就是因併用肝臟酵素CYP3A4抑制劑而引起。

　　目前並不建議此二者藥物併用，若因疾病需求無法避免時，醫師會定期為你監測普樂可復血中濃度，以確保藥物濃度不會過量。若於不同地方就診時，應主動告知醫師目前有在使用的藥品，以避免產生藥物交互作用，若還是有不清楚的地方，建議就近至藥局或醫院詢問藥師。

4 抗黴菌用藥

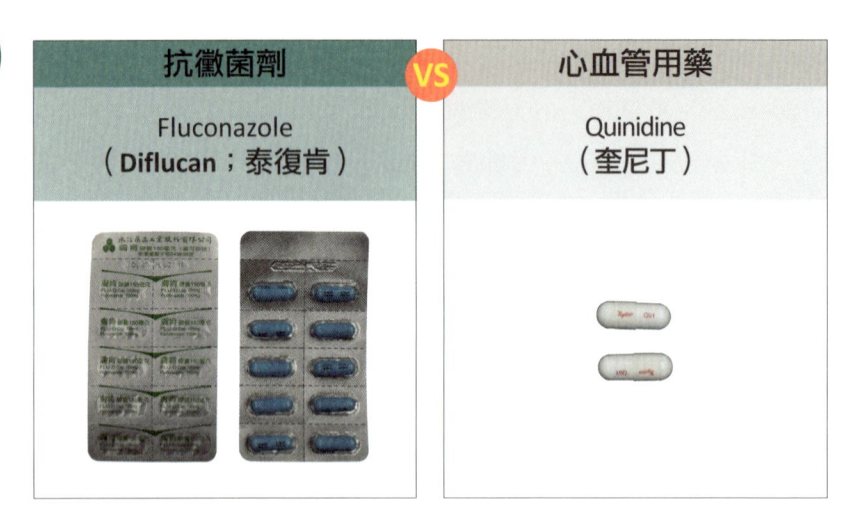

抗黴菌劑	VS	心血管用藥
Fluconazole （Diflucan；泰復肯）		Quinidine （奎尼丁）

案例

家和 53 歲，是一位鄉民代表，有抽菸、喝酒和吃檳榔的習慣，一年前健康檢查時發現有肝硬化，目前定期回診追蹤。最近晚上睡覺時，有小腿抽筋的現象，而且會痛到睡不著，再加上小便時會有灼熱感，於是提前回診。醫師看診後開立 Quinidine（硫酸奎尼丁）給家和服用，再加上 Fluconazole（Diflucan；泰復肯）治療黴菌引起的泌尿道感染，使用一星期後，家和覺得心跳變慢、呼吸困難，於是再回診追蹤。

　　肌肉痙攣為肝硬化患者常見的併發症，雖然不會致命，但對於生活品質卻有相當的影響。目前針對肝硬化引起之肌肉痙攣治療藥物為 Quinidine（奎尼丁），可能的機轉為藉由抑制肌肉收縮的能力，以緩解肌肉痙攣的症狀。

　　硫酸奎尼丁於體內主要經由肝臟酵素CYP3A4代謝，而家和使用的Fluconazole（Diflucan；泰復肯）於體內會抑制此酵素，因此兩種藥品併用時，可能會造成奎尼丁於

體內代謝變慢，導致藥物血中濃度提高，增加副作用與毒性的機會。奎尼丁常見的副作用為**胸痛、心悸、腹瀉、噁心、嘔吐、頭痛等**，其中，較嚴重的副作用為心臟方面，包括**QT間隔時間延長（QT interval prolongation）、尖端扭轉型室速（Torsades de pointes）**（註）等，再加上泰復肯也有可能會引起此副作用，因此併用兩藥物，除了會增加奎尼丁血中濃度外，QT間隔時間延長與其他副作用發生的機率也會大增。

目前不建議併用此二種藥品，若須併用時，應於醫師評估之下使用。若於不同地方就診時，應主動告知醫師目前有在使用的藥品，以避免產生藥物交互作用，若還是有不清楚的地方，建議就近至藥局或醫院詢問藥師。

註：**尖端扭轉型室速（Torsades de pointes）**
為心律不整的一種，嚴重可能會導致死亡，發生原因除了本身疾病引起外，電解質異常、藥物也有可能會引起。

4 抗黴菌用藥

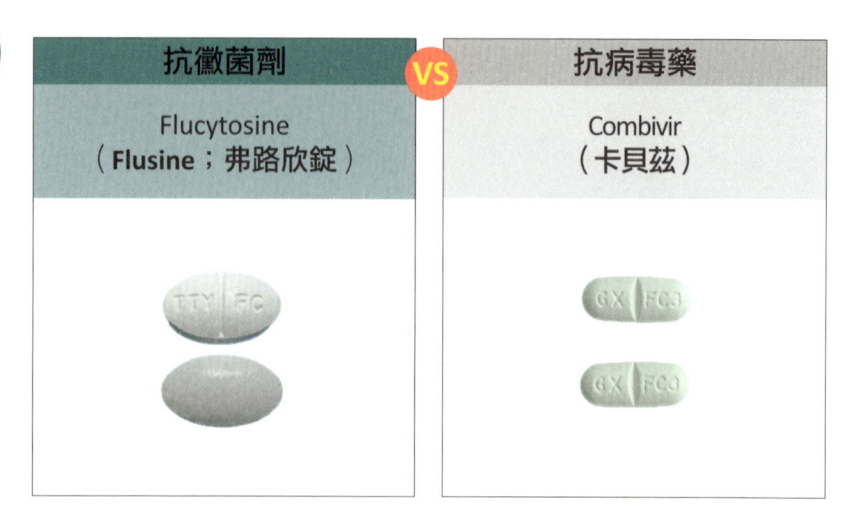

抗黴菌劑	VS	抗病毒藥
Flucytosine （**Flusine**；弗路欣錠）		Combivir （卡貝茲）

案例

　　林先生是一位 42 歲的 HIV（Human Immunodeficiency Virus，人類免疫缺乏病毒）感染者，已規律服用抗病毒藥物 Combivir（卡貝茲；Lamivudine + Zidovudine）近兩年，病毒量控制良好。某日，他因出現持續發燒與劇烈頭痛前往急診，經腦脊髓液檢查後確診為隱球菌性腦膜炎（Cryptococcal meningitis），這是 HIV 患者中常見的機會性感染之一。為治療此黴菌感染，感染科醫師開立了口服抗黴菌藥 Flucytosine（Flusine；弗路欣錠）合併 Amphotericin B（Fungizone；防治黴）注射劑的療程。幾天後，醫師注意到林先生的白血球與血紅素指數明顯下降，甚至出現輕度貧血與中性球減少的情形。由於這些血液學變化在 HIV 治療中並不常見，醫師開始回溯用藥紀錄並研判可能是卡貝茲與其他藥物發生交互作用有關。隨即調整抗生素弗路欣錠劑量，並密切監測林先生的血球計數。為降低抗病毒藥物的毒性，也考慮後續改換含 Tenofovir 為主的抗病毒藥，避免再度出現類似的交互作用。在住院治療與支持性照護後，林先生的血球數值逐漸回升，黴菌感染也逐步改善，最終順利出院。

抗黴菌藥物 Flucytosine（Flusine；弗路欣錠）屬於 fluorinated pyrimidine analog，為 5-fluorouracil（5-FU）的前驅物。進入黴菌細胞後由 cytosine deaminase 代謝成 5-FU，進一步干擾黴菌 RNA 與 DNA 的合成，達到殺菌效果。人類細胞缺乏 cytosine deaminase，因此理論上不直接代謝為 5-FU，但因腸道細菌可部分代謝，可能導致毒性。

臨床應用上多與 Amphotericin B（Fungizone；防治黴）合併用於治療隱球菌性腦膜炎（Cryptococcal meningitis）或念珠菌感染（Candida spp.）等，常見的副作用是骨髓抑制（最常見）、貧血、白血球與血小板下降、肝功能異常、腸胃道不適。

抗 HIV 病毒藥卡貝茲，其中成分 Zidovudine（AZT）為抗反轉錄病毒藥（NRTI）。可與病毒 RNA 轉錄成的 DNA 競爭性嵌入 DNA 鏈，終止病毒 DNA 合成，對 HIV-1 為主，對 HIV-2 也有部分活性。是 HIV 病毒治療的基本藥物之一，通常與其他 NRTIs 或 NNRTIs／PIs 合併使用，如林先生所使用的卡貝茲，即為 Zidovudine + Lamivudine 的複方藥。Zidovudine 的副作用包括：骨髓抑制（尤以貧血、嗜中性球減少）、肌病變（myopathy）、乳酸中毒與肝腫大。

弗路欣錠和 Zidovudine 兩者都可能導致骨髓抑制，合併使用時會加重貧血、白血球與血小板低下的風險，對於免疫抑制病患（如 HIV 或真菌感染患者）特別需謹慎。平時應監測血球計數（CBC）、肝功能、腎功能，必要時還要監測 5-FC 藥物濃度。患者出現無力、嘴破、發燒、瘀青、呼吸困難等警訊，極可能就是發生骨髓抑制的毒性了。

4 抗黴菌用藥

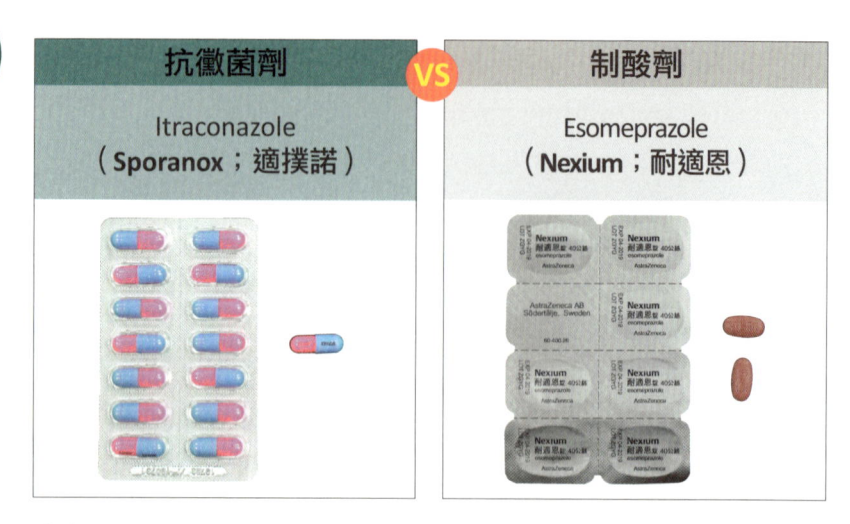

抗黴菌劑	制酸劑
Itraconazole （Sporanox；適撲諾）	Esomeprazole （Nexium；耐適恩）

案例

偉銘為房屋仲介員，平時菸酒不離身，前陣子面臨房市政策修正，業績壓力加大，導致胃潰瘍，目前固定使用醫院開立之Esomeprazole（Nexium；耐適恩）來治療。最近因上班時間拉長，再加上天氣溼熱，偉銘的灰指甲又再度復發，看了皮膚科醫師後，決定以Itraconazole（Sporanox；適撲諾）治療，治療一段時間後，效果還是不見改善，令偉銘很沮喪。

Itraconazole（Sporanox；適撲諾）屬三唑（triazole）類之抗黴菌劑，為脂溶性藥物，適應症為全身性或深部黴菌感染、甲癬（onychomyosis）、髮癬（tineacaptis）。

適撲諾在酸性環境下吸收會比較好，若是併用如案例之氫離子幫浦阻斷劑（Proton pump inhibitor, PPI）；Esomeprazole（Nexium；耐適恩）或H2受體阻抗劑〔Histamine-2 receptor antagonists；如Cimetidine（Tagamet；

本文作者 黃詠銘藥師

泰胃美）〕、制酸劑等，會**使胃中pH值上升，造成適撲諾吸收效果不好，導致療效無法發揮**。若同時使用酸性的飲料（如可樂、汽水），則會增加適撲諾的吸收。

使用適撲諾時不建議併用上述之藥品，若一定需要併用，可考慮口服液劑劑型，然而並不是每個醫療機構皆有液劑劑型。與制酸劑併用時，制酸劑應於服用適撲諾前至少1小時使用或是服用適撲諾後最少間隔2小時再使用制酸劑。

原則上，為確保藥效的發揮，服用藥品時會建議使用溫開水，而非搭配飲料，像適撲諾就會有此特殊情況發生。若是不清楚目前所使用的藥物，建議就近至藥局或醫院詢問醫師或藥師，以避免產生藥物交互作用。

其他常見的氫離子幫浦阻斷劑（PPI）

- Omeprazole（Losec；樂酸克）
- Lansoprazole（Takepron；泰克胃通）
- Dexlansoprazole（Dexilant；得喜胃通）
- Rabeprazole（Pariet；百抑潰）
- Pantoprazole（Pantoloc；保衛康治潰樂）

4 抗黴菌用藥

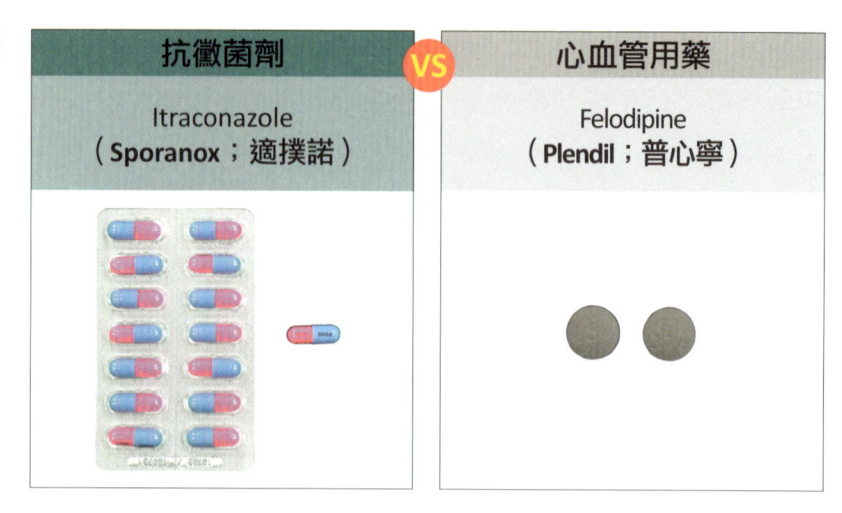

抗黴菌劑 VS	心血管用藥
Itraconazole（Sporanox；適撲諾）	Felodipine（Plendil；普心寧）

案例

志嘉有高血壓的病史，目前長期規律使用 Felodipine（Plendil；普心寧），近日因皮膚黴菌感染，就診後醫師開立 Itraconazole（Sporanox；適撲諾），一共 14 天療程，在使用 1 星期之後，志嘉於量血壓時，發現血壓明顯偏低，因這段時間藥物並無做任何的改變，所以至藥物諮詢室詢問藥師。

Felodipine（Plendil；普心寧）為一鈣離子阻斷劑，主要作用於周邊小動脈細胞膜上的鈣離子通道，使血管擴張來達到降血壓的目的。Itraconazole（Sporanox；適撲諾）屬triazole類抗黴菌劑，主要阻礙真菌細胞麥角脂醇（真菌細胞膜的重要成分）的合成，以達到殺菌的效果。

與其他鈣離子阻斷劑如Lercanidipine（Zanidip；利壓）一樣，普心寧於體內主要經由肝臟酵素CYP3A4代謝，而適撲諾於體內會抑制此酵素，因此這兩種藥品併用

時，可能會造成普心寧於體內代謝變慢，藥物血中濃度過高，因而增加藥物副作用與毒性的機會。

　　普心寧血中濃度增加可能會產生的副作用為：**低血壓、心跳加快、頭暈、昏厥**等症狀，但不一定上述之副作用全部都會出現。使用普心寧建議定期量血壓、心跳；因普心寧為持續釋放錠，不建議剝半磨粉使用，使用時如果出現以上之副作用，建議回診詢問醫師或藥師。

　　目前並不建議兩者藥物併用，於就診時，應主動告知醫師目前有在使用的藥品，以避免產生藥物交互作用，若還是有不清楚的地方，建議就近至藥局或醫院詢問藥師。

其他常見三唑（triazole）類抗黴菌劑

- Fluconazole（Diflucan；泰復肯）
- Voriconazole（Vfend；黴飛）
- Posaconazole（Posanol；波賽特）

4 抗黴菌用藥

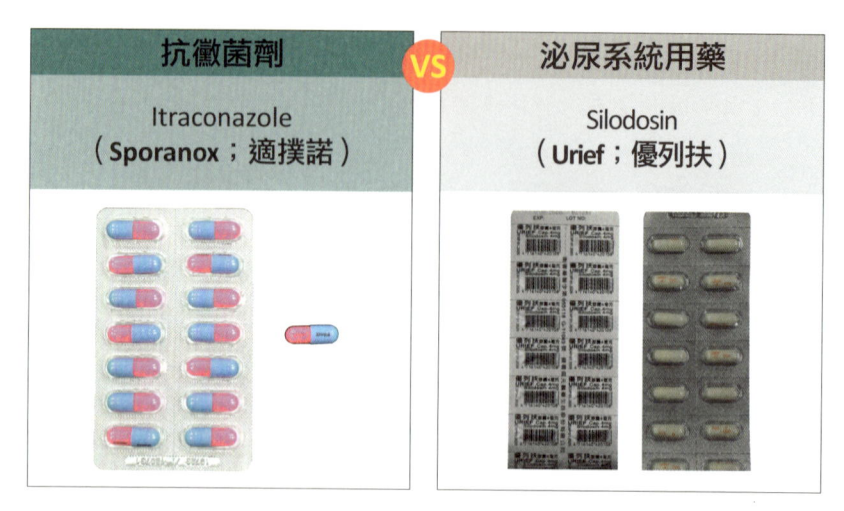

抗黴菌劑	VS	泌尿系統用藥
Itraconazole（Sporanox；適撲諾）		Silodosin（Urief；優列扶）

案例

大鈞，65歲，有前列腺肥大的病史，目前正在使用 Silodosin（Urief；優列扶），今年夏天，因為天氣悶熱，胯下奇癢無比，使用朋友介紹的中草藥後非但沒有效果，反而使得狀況更加惡化，於是到皮膚科看診，醫師診斷為股癬，開立 Itraconazole（Sporanox；適撲諾），使用1星期後，大鈞開始出現頭痛、暈眩的症狀。

股癬（tinea cruris）即腹股溝癬，是由黴菌感染所致，常見於人體的大腿內側、外陰部、腹股溝及肛門、臀部等容易高溫潮溼的部位。一般的治療只要使用外用抗黴菌藥物治療即可，不過對於嚴重或大面積的感染，醫師會考慮合併使用口服抗黴菌藥物。

Silodosin（Urief；優列扶）主要抑制下泌尿道組織（前列腺、尿道和膀胱三角部位）的 α1A-adrenergic receptor subtype，阻斷交感神經系統傳導，減低下泌尿組織平滑肌的張力與尿道內壓，而改善前列腺肥大症所伴隨的排尿障礙。

優列扶於體內主要經由肝臟酵素CYP3A4代謝，而Itraconazole（Sporanox；適撲諾）於體內會抑制此酵素，因此這兩種藥品併用時，可能會造成優列扶於體內代謝變慢，藥物血中濃度偏高，因而增加藥物副作用與毒性的機會。

優列扶血中濃度增加會產生的副作用可能為：**射精障礙、口渴、下痢、起立時頭暈、鼻塞、頭痛**等症狀，但不一定上述之副作用全部都會出現。

目前二者藥物併用使用上為禁忌，於就診時，應主動告知醫師目前有在使用的藥品，以避免產生藥物交互作用，因此，若有不清楚的地方，建議就近至藥局或醫院詢問藥師。

其他經由肝臟酵素 CYP3A4 代謝之 α1 交感神經受體阻斷
- Tamsulosin（Harnalidge；活路利淨）

4 抗黴菌用藥

抗黴菌劑
Terbinafine
（Lamisil；療黴舒）

VS

肺結核用藥
Rifampin/Ethambutol/
Isoniazid/Pyrazinamide
（AKuriT-4；立剋核 -4）

案例

俊翔為一建築工人，半年前得到肺結核，目前常規使用 Rifampin/ Ethambutol / Isoniazid / Pyrazinamide（AKuriT-4；立剋核 -4）治療，最近因頭皮發癢、發紅、掉髮嚴重，再加上頭皮有一層厚厚的白色屑屑，於是至皮膚科就診，當時診斷為髮癬，醫師開立 Terbinafine（Lamisil；療黴舒）口服使用，使用一段時間後，俊翔覺得髮癬一直沒有改善，於是再度就醫。

髮癬主要是頭髮感染皮癬菌所致。傳染途徑為人與人或是與動物之間傳染。感染者大部分為小孩以及免疫力低下者。髮癬常見的症狀為癢、痛、發炎嚴重、頭部產生紅腫的大膿包、斷髮，嚴重者會導致禿髮。目前髮癬的治療是以抗黴菌藥物為主。

Terbinafine（Lamisil；療黴舒）屬於一種丙烯胺類（allylamine）藥物，透過干擾黴菌細胞膜上麥角硬脂醇

（ergosterol）早期之生合成，導致麥角硬脂醇不足及細胞內積聚很多的squalene，然後造成黴菌細胞的死亡。

療黴舒於體內主要經由肝臟酵素CYP3A4代謝，而俊翔使用立剋核-4中的一個成分：Rifampin（Rifadin；立汎黴素）於體內會促進此酵素的活性，因此二藥品併用時，可能會造成療黴舒於體內代謝變快（立汎黴素會增加療黴舒100%的清除率），造成療黴舒藥物血中濃度太低，導致**療效減低**的風險，此案例中的俊翔正面臨此問題。

目前不建議併用此二藥品，若須併用時，應於醫師評估之下使用，以免效果不好。若於不同地方就診時，也應主動告知醫師目前有在使用的藥品，以避免產生藥物交互作用，若還是有不清楚的地方，建議就近至藥局或醫院詢問藥師。

4 抗黴菌用藥

抗黴菌劑	VS	非類固醇類消炎止痛藥
Voriconazole （**Vfend**；黴飛）		Diclofenac （**Voltaren**；服他寧）

案例

　　凱琳今年 8 歲，為何杰金氏病（Hodgkin lymphoma）的患者，經過幾次化療後，因嗜中性白血球低下症（Neutropenia），醫師開立 Voriconazole（Vfend；黴飛）預防黴菌感染，上星期因下樓梯不慎扭傷腳踝，診所醫師開立 Diclofenac（Voltaren；服他寧）使用，使用 2 星期後，凱琳覺得肚子不太舒服，且排出黑便，於是家人帶她回診詢問醫師。

　　化學治療除了抑制腫瘤生長外，對於生長較快的細胞影響（如骨髓組織）也會有相當的傷害，常常導致骨髓細胞及造血能力無法正常運作，而出現白血球減少、血小板減少及貧血的現象。

　　白血球主要功能為吞噬及消滅細菌，一旦白血球下降，人體抵抗力也會隨之降低。其中嗜中性白血球是身體第一道防線，也是發生感染的重要指標，當嗜中性白

血球數值小於 1500 個 / 立方毫米時，稱為嗜中性白血球低下症，當數值小於 500 個 / 立方毫米時，則需使用一些預防性抗生素來降低感染的機會。如案例中的凱琳就使用 Voriconazole（Vfend；黴飛）。

Diclofenac（Voltaren；服他寧）為非類固醇類消炎止痛藥（Nonsteroidal anti-inflammatory drugs, NSAIDs）的一種，大部分的非類固醇抗發炎藥物於體內主要經由肝臟酵素 CYP2C9 代謝，而黴飛於體內會抑制此酵素，因此兩種藥品併用時，可能會造成止痛藥於體內代謝變慢，藥物血中濃度偏高，因而增加藥物副作用與毒性的機會。

服他寧常見的副作用為**直腸黏膜刺激、腹部不適、噁心、胃絞痛、腹瀉、頭痛、暈眩、心口灼熱、下肢水腫、潰瘍**等，此案例之凱琳就出現腸胃道出血之症狀。

非類固醇抗發炎藥物為一容易取得的藥物，但潛在的交互作用還是需要注意，為避免交互作用的發生，建議就近至藥局或醫院詢問藥師。

其他常見的非類固醇類消炎止痛藥
- Aceclofenac（Tonec；痛停錠）
- Meloxicam（Mobic；骨敏捷）
- Naproxen（Naposin；能百鎮）

4 抗黴菌用藥

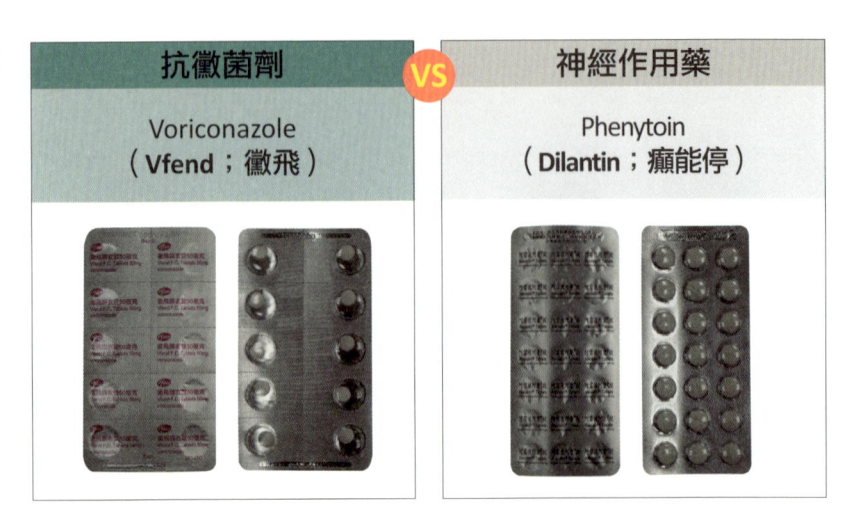

抗黴菌劑	VS	神經作用藥
Voriconazole （Vfend；黴飛）		Phenytoin （Dilantin；癲能停）

案例

俊憲為一退休公務員，過年前出現左側虛弱無力與語言功能失調的情形，於是被送至急診就醫。安排腦部斷層掃描後，醫師發現俊憲有自發性顱內出血的現象，故當日安排住院並進行立即性的顱內切開術。術後醫師開立 Phenytoin（Dilantin；癲能停）預防癲癇發作，之後因併發肺炎與黴菌感染，醫師開立 Meropenem（Mepem；美平）與 Voriconazole（Vfend；黴飛）來控制感染，幾天後，俊憲出現眼球震顫、意識混亂與發燒的情形。

癲癇的發生主要是由於腦部神經不正常放電所引起。Phenytoin（Dilantin；癲能停）主要的作用，就是減少鈉離子流入皮質神經元之細胞膜，而限制了癲癇發作活動的擴展，此藥同時可於腦部或脊髓手術後，用來預防癲癇與痙攣發作。

此藥物組合有雙向的交互作用：

1. 癲能停於體內主要經由肝臟酵素 CYP2C9 代謝，黴飛會競爭抑制此酵素，因此這兩種藥品併用時，可能會造成癲能停於體內代謝變慢，藥物血中濃度太高，增加副作用與毒性的機會。
2. 黴飛於體內經由肝臟酵素 CYP450 代謝（CYP2C19, CYP2C9 和 CYP3A4），癲能停為 CYP2C9 受質和強效的 CYP450 誘導劑，因此這兩種藥品併用時，可能會造成黴飛於體內代謝變快，藥效降低。

因癲能停與黴飛的相互影響，造成癲能停出現副作用的機會，與黴菌對於黴飛抗藥性發生的機會大增。

癲能停主要副作用為**牙齦肥厚、意識混淆、眼球顫動、口齒不清**等。此案例中的俊憲就有出現眼球震顫、意識混亂的情形。

目前不建議併用此二種藥品，若需併用時，應監測癲能停副作用與感染情形，以確保療效。若於不同地方就診時，應主動告知醫師目前有在使用的藥品，以避免產生藥物交互作用。

5 抗病毒藥物

抗病毒藥	VS	神經作用藥
Acyclovir（Zovirax；艾賽可威）		Valproic acid（Depakine；帝拔癲）

案例

官女士，36 歲，是一位公務員。小時候曾經發生車禍，腦部受到撞擊，導致癲癇的症狀發生，因此她開始長期服用抗癲癇藥 Valproic acid（Depakine；帝拔癲），而癲癇症狀也一直被控制得很好。某天她發現嘴巴、臀部的皮膚有水泡，並且有疼痛感，所以到醫院看皮膚科。醫師診斷為單純性泡疹，並且開了抗病毒藥 Acyclovir（Zovirax；艾賽可威）給她服用。但是她服用抗病毒藥艾賽可威後，覺得嘴巴、臀部的疼痛感並未緩解。兩天後，她又到醫院回診。經過醫師仔細詢問她的服藥狀況後，研判可能是因為她長期服用抗癲癇藥帝拔癲，導致單純性泡疹症狀無法改善。

當抗病毒藥 Acyclovir（Zovirax；艾賽可威）和抗癲癇藥 Valproic acid（Depakine；帝拔癲）同時服用時，會導致帝拔癲的藥物血中濃度下降，**使帝拔癲的藥效變差，進而增加癲癇發作的機率。**

本文作者 何振珮藥師

依據文獻建議，如果抗病毒藥艾賽可威和抗癲癇藥帝拔癲需同時服用時，應該要更頻繁的監測帝拔癲的藥物血中濃度，並且考慮將抗病毒藥艾賽可威更換為其他可替代的抗病毒藥，以維持所需的抗癲癇藥效。

如果抗病毒藥艾賽可威和抗癲癇藥帝拔癲同時服用後，而癲癇病情控制不佳，癲癇發作的機率上升，應盡快就醫，並和醫師討論是否需要更換其使用藥品。

5 抗病毒藥物

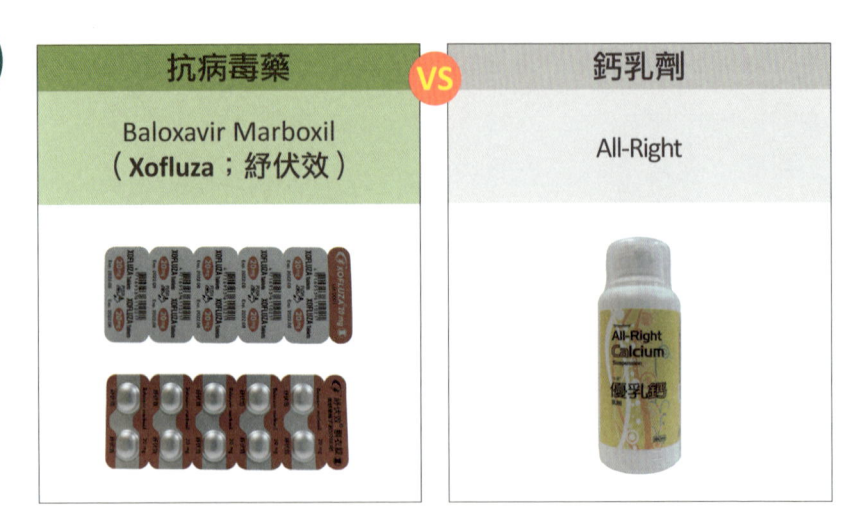

抗病毒藥	VS	鈣乳劑
Baloxavir Marboxil（Xofluza；紓伏效）		All-Right

案例

　　文奶奶，65 歲，是一位長期在使用鈣乳劑 Tricalcium, Vit A, Vit D3（All-Right；優乳鈣乳劑）補充鈣質的骨質疏鬆病患。某天她因為發燒、頭痛、流鼻水、全身痠痛，到醫院看急診。醫師診斷為流行性感冒，並且開了抗病毒藥 Baloxavir Marboxil（Xofluza；紓伏效）給她服用。但是她今天早上起床後覺得流行性感冒的症狀更嚴重了。因此，她又趕快到醫院去掛急診，經過醫師仔細詢問她的服藥狀況後，發現她在服用抗病毒藥 Baloxavir Marboxil（Xofluza；紓伏效）時，又同時服用了鈣乳劑 All-Right，這可能是導致流行性感冒症狀無法緩解的主要原因。

　　當抗病毒藥 Baloxavir Marboxil（Xofluza；紓伏效）和鈣乳劑 Tricalcium,Vit A, Vit D3（All-Right；優乳鈣乳劑）同時服用時，會導致抗病毒藥 Baloxavir Marboxil（Xofluza；紓伏效）的藥效降低。

　　依據文獻建議，**抗病毒藥** Baloxavir Marboxil（Xofluza；

紓伏效）應避免和高鈣飲品、乳製品、含多價陽離子緩瀉劑、抗酸劑或口服補充劑（例如：鈣、鐵、鎂、硒或鋅）併服，因為它們可能會降低 Baloxavir Marboxil（Xofluza；紓伏效）在身體中的藥物血中濃度，導致抗病毒藥效減弱。

　　如果需服用抗病毒藥 Baloxavir Marboxil（Xofluza；紓伏效）時，應避免同時併服鈣乳劑，以免流行性感冒症狀無法緩解。

5 抗病毒藥物

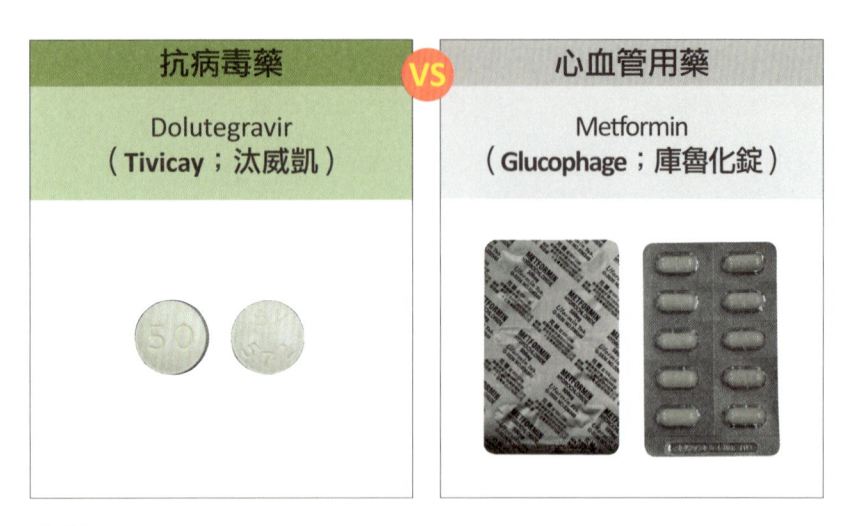

抗病毒藥	心血管用藥
Dolutegravir（Tivicay；汰威凱）	Metformin（Glucophage；庫魯化錠）

案例

凌阿姨，55歲，是一位醫院門診護理師。她因為患有糖尿病，持續有在服用降血糖藥 Metformin（Glucophage；庫魯化錠）。某天她在幫愛滋病患抽血時，不慎被抽血針頭扎到。醫師開了抗病毒藥 Dolutegravir（Tivicay；汰威凱）給她服用，以預防感染愛滋病。兩天後，她在醫院上班時，發生飢餓感、發抖、冒冷汗、心跳加快、無力、頭暈、嘴唇麻等低血糖症狀。因此，趕緊將她送到醫院急診。請問低血糖的症狀是藥物所引起的嗎？這兩種藥物不能一起吃嗎？

抗病毒藥 Dolutegravir（Tivicay；汰威凱膜衣錠）為有機陽離子轉運蛋白與多藥及毒素外排轉運蛋白抑制劑，當抗病毒藥汰威凱和降血糖藥 Metformin（Glucophage；庫魯化錠）同時服用時，抗病毒藥汰威凱會抑制降血糖藥庫魯化錠的代謝，導致庫魯化錠的藥物血中濃度上升，進而增加庫魯化錠的藥物不良反應風險。

依據文獻建議，如果抗病毒藥汰威凱和降血糖藥庫魯化錠需同時服用時，應該要調整降血糖藥庫魯化錠的劑量（劑量需限制為1000 mg /天），也需持續進行血糖值的監測。

如果抗病毒藥汰威凱和降血糖藥庫魯化錠已同時服用，而發生藥物不良反應時，應立即停用藥物，並盡速就醫。

5 抗病毒藥物

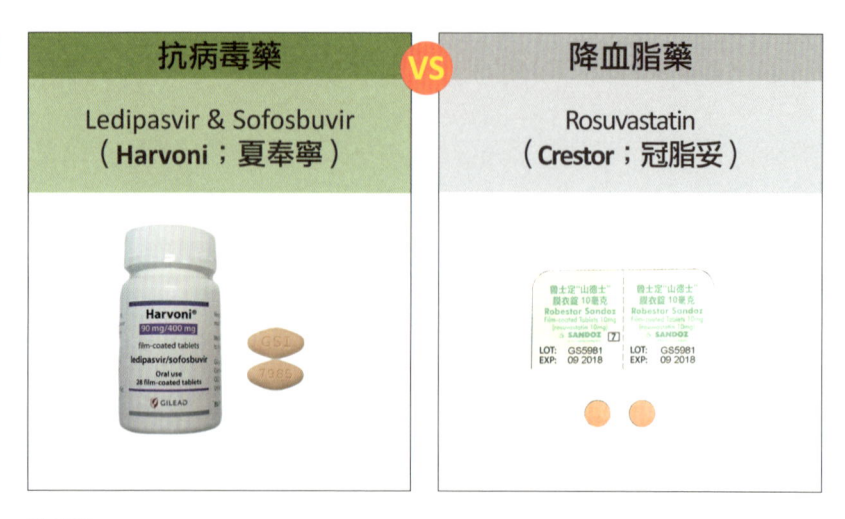

抗病毒藥	VS	降血脂藥
Ledipasvir & Sofosbuvir（Harvoni；夏奉寧）		Rosuvastatin（Crestor；冠脂妥）

案例

梁女士，55 歲，是一位小吃店老闆。她因為患有高血脂症，持續在服用降血脂藥 Rosuvastatin（Crestor；冠脂妥）。1 個月前，她因為被診斷有慢性 C 型肝炎，醫師開了抗病毒藥 Ledipasvir & Sofosbuvir（Harvoni；夏奉寧）給她，用來治療慢性 C 型肝炎。這幾天她開始出現四肢肌肉痠痛、肌肉無力、少尿等症狀，所以趕緊到醫院看診。實驗室檢查值發現她的尿液中肌球蛋白增加、肌酸酐及尿素氮上升，且合併有高血鉀、高血磷、低血鈣、高尿酸及血中的肌酸磷酸上升，醫師診斷為藥物引起的橫紋肌溶解症。請問四肢肌肉痠痛、肌肉無力、少尿等症狀是藥物所引起的嗎？這兩種藥物不能一起吃嗎？

當抗病毒藥 Ledipasvir & Sofosbuvir（Harvoni；夏奉寧）膜衣錠）和降血脂藥 Rosuvastatin（Crestor；冠脂妥）同時服用時，會導致降血脂藥冠脂妥的藥物血中濃度上升，進而增加肌肉痠痛或橫紋肌溶解症的發生風險。

本文作者　何振珮藥師

　　依據文獻建議，抗病毒藥夏奉寧和降血脂藥冠脂妥不應同時服用，避免引發嚴重藥物不良反應。如果夏奉寧和冠脂妥已同時服用，而發生藥物不良反應時，應立即停用藥物，並馬上就醫。

5 抗病毒藥物

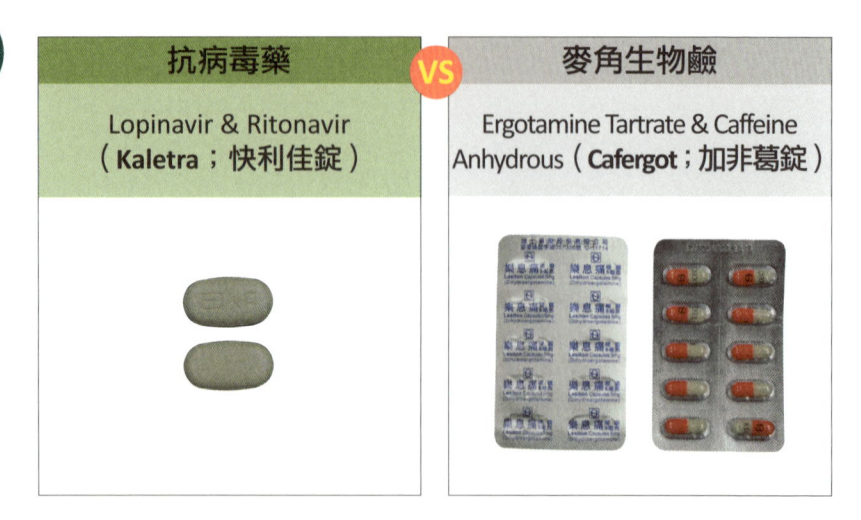

抗病毒藥
Lopinavir & Ritonavir
(**Kaletra**；快利佳錠)

VS

麥角生物鹼
Ergotamine Tartrate & Caffeine Anhydrous (**Cafergot**；加非葛錠)

案例

　　王先生，26 歲，是一位房屋仲介業務員。3 個月前，他被感染科醫師診斷患了愛滋病，並且開始服用抗病毒藥 Lopinavir & Ritonavir（Kaletra；快利佳錠）。最近他因為工作繁忙、壓力大，時常會發生偏疼痛。某天他因為偏頭痛發作，到醫院看神經內科，醫師開了麥角生物鹼 Ergotamine Tartrate & Caffeine Anhydrous（Cafergot；加非葛錠），來緩解他的偏頭痛。當天晚飯後，他同時服用了這兩種藥物。當睡到半夜時，他感覺頭疼得更為劇烈，並且伴隨著噁心、嘔吐。因此，家人趕快送他到醫院急診。請問這些不舒適的症狀是藥物所引起的嗎？這兩種藥物不能一起吃嗎？

　　抗病毒藥Lopinavir & Ritonavir（Kaletra；快利佳錠）為CYP3A4抑制劑。當抗病毒藥快利佳錠和麥角生物鹼Ergotamine Tartrate & Caffeine Anhydrous（Cafergot；加非葛錠）同時服用時，快利佳錠會抑制加非葛錠代謝，**導致**

加非葛錠的藥物血中濃度上升,進而增加加非葛錠的毒性風險。

快利佳錠和加非葛錠同時服用時,可能會發生嚴重和／或危及生命的反應,例如:**噁心、嘔吐、抽搐和缺血性血管痙攣**等情形。

依據文獻建議,抗病毒藥快利佳錠和麥角生物鹼加非葛錠不應同時服用,避免引發嚴重藥物不良反應。如果已同時服用這兩種藥物,而發生藥物不良反應時,應立即停用藥物,並盡速就醫。

5 抗病毒藥物

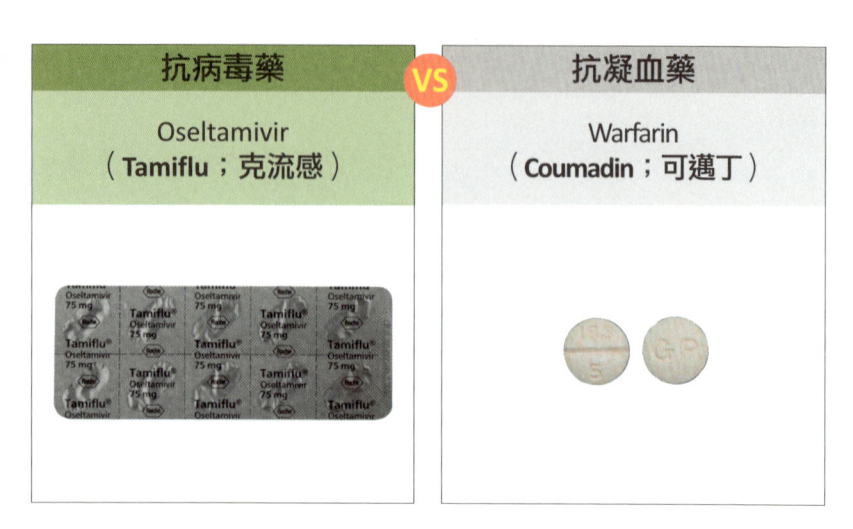

抗病毒藥	抗凝血藥
Oseltamivir（**Tamiflu**；克流感）	Warfarin（**Coumadin**；可邁丁）

案例

　　季先生，69 歲，是一位退休教師。1 年前，他因為發生急性心肌梗塞，心臟內科醫師幫他在心臟裝設了兩根支架，並且讓他開始服用抗凝血藥 Warfarin（Coumadin；可邁丁）以預防心臟栓塞。那天他因為發燒、頭痛、流鼻水、全身痠痛，到醫院掛急診。醫師診斷為流行性感冒，並且開了抗病毒藥 Oseltamivir（Tamiflu；克流感）給他服用。3 天後，他在上廁所時，發現有血尿和血便的現象。因此，他就趕快到醫院掛急診。請問血尿和血便的現象是藥物所引起的嗎？這兩種藥物不能一起吃嗎？

　　當抗病毒藥 Oseltamivir（Tamiflu；克流感）和抗凝血藥 Warfarin（Coumadin；可邁丁）同時服用時，會促使國際標準化比值（international normalized ratio, INR）上升，進而**增加出血風險**，可能會發生血尿、血便、傷口出血不止等情形。

依據文獻建議,如果抗病毒藥克流感和抗凝血藥可邁丁需同時服用時,應該要更頻繁的監測國際標準化比值(INR)、出血徵兆和出血症狀,並且考慮調整抗凝血藥可邁丁的劑量,以維持所需的抗凝血功能。

如果克流感和可邁丁同時服用後,發生出血症狀時,應立即就醫。

5 抗病毒藥物

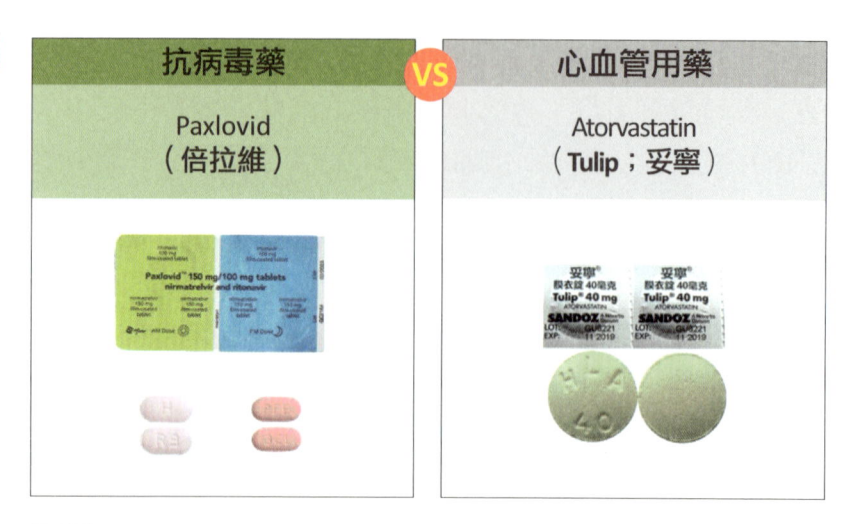

抗病毒藥	VS	心血管用藥
Paxlovid（倍拉維）		Atorvastatin（Tulip；妥寧）

案例

陳先生是一位 65 歲的退休公務員，平時身體狀況良好，僅服用 Atorvastatin（Tulip；妥寧）來控制膽固醇。他每年固定健檢，平常也有在走路與打太極拳，是親友眼中的健康模範。2022 年 7 月，陳先生不慎感染了 COVID-19，出現發燒與咳嗽症狀。因為年齡與慢性病史，他符合使用口服抗病毒藥物 Paxlovid（倍拉維）的條件。門診醫師開立了為期 5 天的療程，並提醒他按時服藥。但在使用 Paxlovid 第三天開始，陳先生出現下背部與大腿肌肉酸痛，本以為是久沒運動所致，卻愈來愈不舒服，甚至影響睡眠。他回診時向醫師反映，進一步抽血檢查後發現肌酸磷酸酶（CK）值明顯升高，顯示肌肉受損的徵兆。經過藥師與醫師討論後，發現他的症狀很可能是倍拉維中的 Ritonavir 和妥寧併用，造成引發肌肉不適與潛在橫紋肌溶解症風險。所幸陳先生症狀發現得早，立即停用妥寧，並完成倍拉維抗病毒療程。經過幾天休息與補充水分後，症狀緩解，肌酸磷酸酶也回到正常範圍。

抗病毒藥 Paxlovid（Nirmatrelvir + Ritonavir；倍拉維），是一種抗新冠病毒藥物組合療法。成分之一「Nirmatrelvir」，是用來抑制 SARS-CoV-2 主蛋白酶（Mpro，或稱 3CLpro），阻斷病毒複製。成分之二「Ritonavir」，原為抗 HIV 藥，主要作用是抑制 CYP3A4 酵素，延長 Nirmatrelvir 的體內作用時間與濃度。適用於 COVID-19 確診後 5 天內，且有重症高風險因子的成人與青少年。

Atorvastatin（Tulip；妥寧）屬於 HMG-CoA 還原酶抑制劑（Statin 類），用來降低血液中的膽固醇與三酸甘油酯、減少 LDL（壞膽固醇）、增加 HDL（好膽固醇），甚至還具有輕度抗發炎與穩定斑塊的作用。主要代謝途徑主要透過肝臟的 CYP3A4 酵素代謝。

當抗病毒藥倍拉維和妥寧併用，成分之二「Ritonavir」，可能抑制妥寧主要代謝酶 CYP3A4，導致血中濃度升高，產生**嚴重肌肉副作用，包括：肌痛（myalgia）、肌肉無力、橫紋肌溶解症（rhabdomyolysis），嚴重時可造成腎損傷。**建議倍拉維使用期間應暫停妥寧 5 天，或改用代謝途徑不受影響的 Statin（如 Rosuvastatin）。等倍拉維療程結束，並停藥 2 至 3 天後再重新開始 Statin 類降血脂藥（避免藥物濃度尚未清除）。

Ritonavir 是強效 CYP3A4 抑制劑，臨床上有許多藥物需透過 CYP3A4 代謝藥物，因此抗病毒藥倍拉維和許多藥併用，都可能發生交互作用的風險，在使用前應謹慎檢視患者是否正在服用透過 CYP3A4 代謝的藥物，確認無交互作用風險後再進行治療。

6 神經系統作用劑

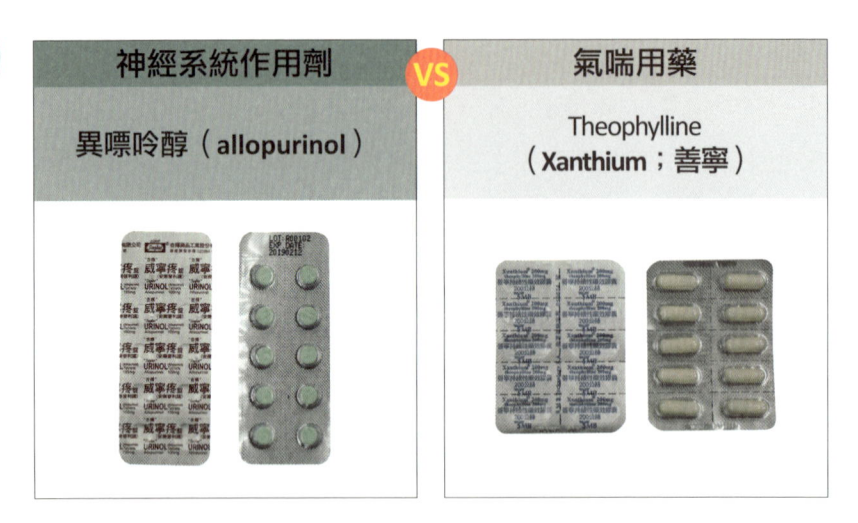

神經系統作用劑 VS 氣喘用藥

異嘌呤醇（allopurinol）

Theophylline
（Xanthium；善寧）

案例

　　賴伯伯，72 歲，已戒菸，但因為慢性阻塞性肺部疾病，有用吸入劑與茶鹼類藥物 Theophylline（Xanthium；善寧）控制。在一次聚餐後，賴伯伯痛風發作了，檢查後因尿酸高達 7.8，醫師建議先服用異嘌呤醇（allopurinol）來降尿酸。用了兩周後，賴伯伯覺得有點噁心、嘔吐，有時會有心悸的感覺，趕緊就醫檢查，才發現原本善寧穩定的血中濃度竟然變高了。

　　茶鹼類藥物一般用於呼吸道的疾病（如氣喘及支氣管痙攣）治療，需要控制在一個穩定濃度範圍內，所以必須按時服藥，必要時須做藥物血中濃度監控。有些藥物會降低茶鹼類的代謝，像是抗生素（如erythromycin、clarithromycin、levofloxacin）、乙型組織胺受體阻斷劑（cimetidine），和痛風用藥異嘌呤醇（allopurinol）等。

　　當茶鹼在血中濃度超過標準（15 ug/mL）時，**可能會有**

本文作者 張維舜藥師

胃腸道的副作用（如腹痛、腹瀉）、頭痛、失眠、躁動，嚴重會造成心跳過快、心悸，甚至有些人會發生癲癇。

因此，原本賴伯伯善寧血中濃度已經控制穩定，卻因為加上異嘌呤醇治療痛風，讓善寧的血中濃度上升，超過標準值而產生副作用。建議在併用異嘌呤醇和茶鹼時，須密切注意茶鹼類藥物的血中濃度，必要時須降低茶鹼類的劑量。

關於劑量調整需再跟主治醫師做討論，依病情做調整，切勿自行變更劑量。

6 神經系統作用劑

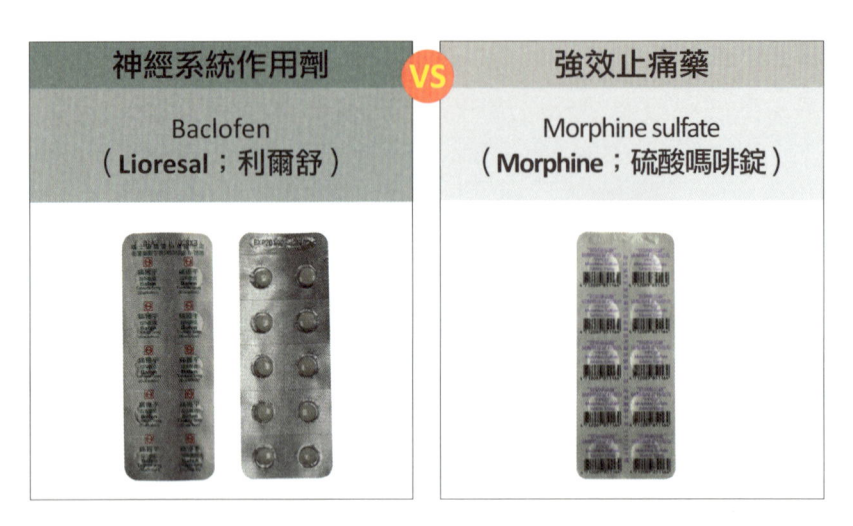

神經系統作用劑	VS	強效止痛藥
Baclofen （Lioresal；利爾舒）		Morphine sulfate （Morphine；硫酸嗎啡錠）

案例

趙先生，56 歲，因骨關節炎及術後失敗症候群，須長期使用 Morphine sulfate（Morphine；硫酸嗎啡錠）止痛藥物。後來因為有打嗝不斷的困擾，於是診所醫師開立肌肉鬆弛劑 Baclofen（Lioresal；利爾舒）治療。吃藥後二天，感覺頭暈、嗜睡，第三天嚴重到叫不醒，送醫檢查並無大礙，懷疑是藥品所造成的。檢查用藥後，發現硫酸嗎啡錠與利爾舒併用會有中樞神經抑制的風險。

Morphine sulfate（Morphine；硫酸嗎啡錠）類止痛藥，作用在中樞神經系統，屬於強效止痛藥，一般是用在非類固醇抗炎止痛藥無法緩解的疼痛，像是慢性胰臟炎、骨關節炎、脊髓炎或是癌症等疾病引發的疼痛。由於不適當的使用可能會有成癮性的問題，且嗎啡類止痛劑是屬於第一級管制藥品，需依照醫師處方的方式使用。

Baclofen（Lioresal；利爾舒）屬於中樞神經抑制的肌肉鬆弛劑，作用於大腦或脊髓，讓肌肉鬆弛。衛生福利部核准的適應症是脊髓和大腦疾病或損傷引起的肌肉痙攣，有時候也會用來治療打嗝。

當利爾舒與硫酸嗎啡錠兩者併用後，會加強中樞神經的抑制作用，尤其是腎功能不良的病人更須特別注意。**抑制中樞神經系統可能會造成暈眩，甚至呼吸抑制，危及生命。**若有需要併用，需降低嗎啡類藥物的劑量，使用期間應注意是否有鎮靜或呼吸抑制的症狀發生。

關於劑量調整需再跟主治醫師討論，依病情做調整，切勿自行變更劑量。

6 神經系統作用劑

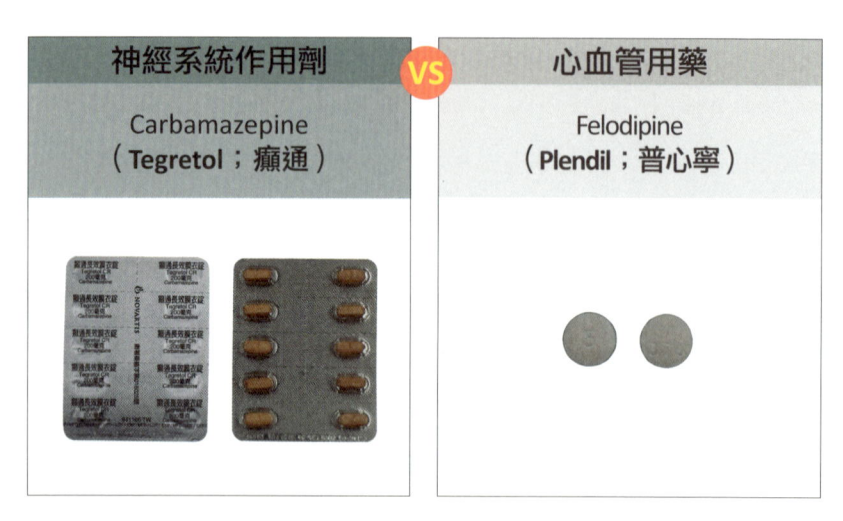

神經系統作用劑
Carbamazepine
（Tegretol；癲通）

VS

心血管用藥
Felodipine
（Plendil；普心寧）

案例

黃先生，68 歲，有輕微高血壓病史，服用 Felodipine（Plendil；普心寧）控制血壓已經長達 4 年。近日，因顏面三叉神經痛，醫師處方 Carbamazepine（Tegretol；癲通），服用 1 星期後，發現原本穩定的血壓已經高到 150/100 mmHg，由於生活作息正常，找不出原因。與醫師討論後，懷疑是 1 周前開始服用的癲通所造成的，在降壓藥調整劑量後，血壓也恢復正常了。

　　Carbamazepine（Tegretol；癲通），臨床上用於癲癇或三叉神經痛，也可用於腎原性尿崩症以及雙極性疾患。癲通本身具有誘導肝臟代謝酵素──細胞色素P450 3A4的作用，也就是加強這一類肝臟酵素的活性，可代謝更多的藥物。

　　黃先生所服用的降血壓藥Felodipine（Plendil；普心寧持續性藥效錠），恰好就是藉由肝臟的細胞色素P450 3A4

所代謝。所以一旦服用癲通一段時間後,肝臟代謝酵素細胞色素P450 3A4就會變多,也就讓普心寧持續性藥效錠快速代謝掉,**無法讓普心寧錠產生足夠的降壓效果,當然血壓就控制不好了**。在併用癲通與普心寧錠期間,需要密切監測血壓,有需要則須調整普心寧持續性藥效錠劑量以達到維持正常血壓的目標。關於劑量調整需再跟主治醫師做討論,依病情做調整,切勿自行變更劑量。

　　與普心寧持續性藥效錠同類的降血壓藥物之中,Nifedipine(Adalat OROS;冠達悅歐樂)也會被癲通誘導的細胞色素P450 3A4加速代謝,而導致降壓效果變差。但是其他降壓藥物,如Amlodipine(Norvasc;脈優)則不受影響。

6 神經系統作用劑

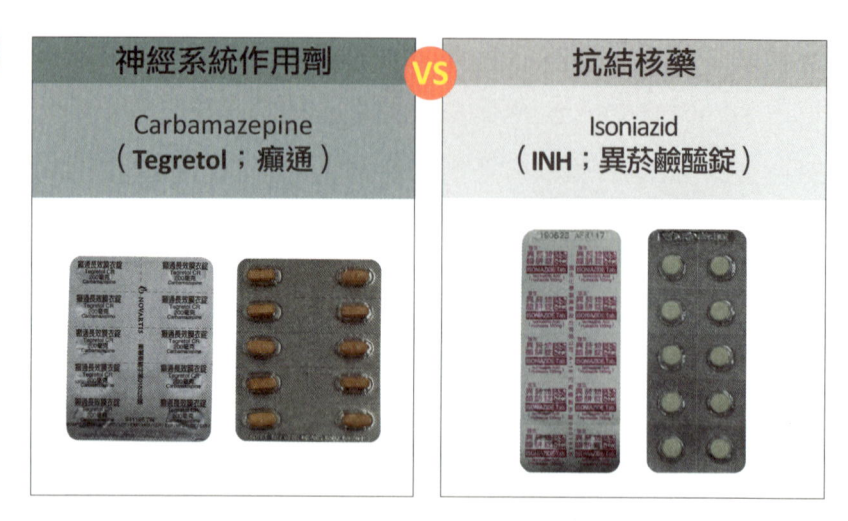

神經系統作用劑	VS	抗結核藥
Carbamazepine （Tegretol；癲通）		Isoniazid （INH；異菸鹼醯錠）

案例

阿明 3 年前因車禍導致頭部受傷，醫師開始讓阿明服用抗癲癇藥 Carbamazepine（Tegretol；癲通）來預防抽筋，同時阿明也規律的監測癲通的藥物血中濃度，以避免發生嚴重的副作用。半年前阿明因為感染肺結核，而到醫院接受抗結核劑的治療，阿明在規則服用抗結核劑 5 天後，開始出現複視、運動不能、頭痛、嘔吐、思睡、和意識混亂等症狀。

在被家人緊急送往醫院救治後，藥物血中濃度檢查發現：癲通從原本的正常值 5 mcg/mL，升高至 16.9 mcg/mL。這結果讓醫師警覺到阿明應該是癲通藥物中毒了。醫師讓阿明的癲通停藥 2 天，阿明的不舒服症狀即慢慢消失。

抗癲癇藥 Carbamazepine（Tegretol；癲通），可以穩定神經細胞膜、抑制神經的重複放電，減低神經在細胞突觸結合處的衝動，主要的機轉是阻斷對電位敏感的鈉離子通道。其他適應症還包括神經痛、狂躁症、躁鬱症、癲

癇性格及附隨癲癇之精神障礙、三叉神經痛。但癲通在劑量過大或血中濃度太高時，容易出現複視、頭暈、噁心作嘔、頭痛等副作用。對於特殊體質的人，此藥品甚至可能會引起極為嚴重的藥品不良反應，包括史帝文生—強生症候群（SJS）及毒性表皮溶解症（TEN）（註）。

抗結核藥Isoniazid（INH），具有肝臟代謝酵素P450（CYP3A4）抑制作用。由於**抗癲癇藥癲通**是透過CYP3A4來代謝，**與Isoniazid（INH；異菸鹼醯錠）**併用，會使癲通的血中濃度增加，而**產生不良反應（如暈眩、嗜睡感、運動失調或複視）**，所以應該隨血漿濃度調整癲通的劑量。

註：**強生症候群（SJS）及毒性表皮溶解症（TEN）**
研究證實，強生症候群與毒性表皮溶解症這些嚴重不良反應的發生，與患者是否帶有過敏基因 HLA-B*1502，具有高度相關性。因此健保署自 2010 年 6 月起，將 HLA-B *1502 基因檢測納入健保給付，病人在用藥前須檢測是否具有 HLA-B *1502 基因。使用者 HLA-B *1502 基因檢測為陰性反應，才可以開立此藥。對於從未使用過癲通成分藥品的「新病患」，醫師在處方前應檢查病患 IC 健保卡，是否已註記曾檢測帶有 HLA-B *1502 基因，檢測結果為陽性者，不可以開立癲通成分藥品之處方。

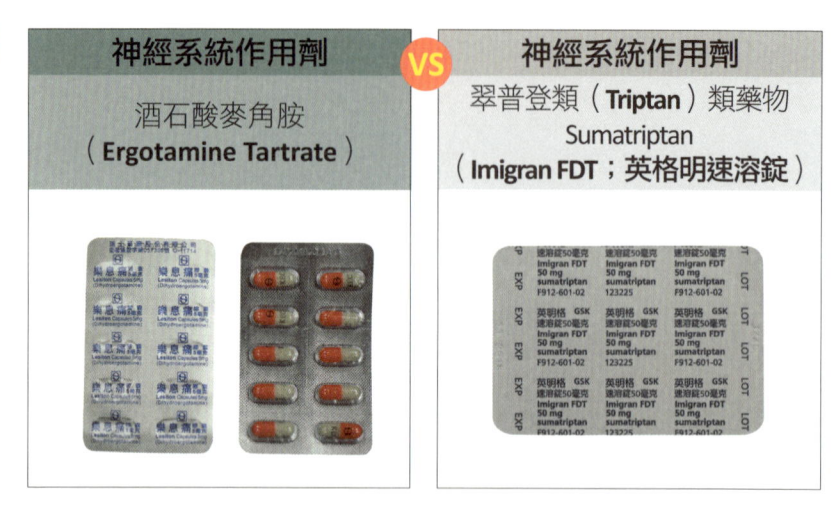

6 神經系統作用劑

神經系統作用劑
酒石酸麥角胺
（Ergotamine Tartrate）

VS

神經系統作用劑
翠普登類（Triptan）類藥物
Sumatriptan
（Imigran FDT；英格明速溶錠）

案例

36 歲的李小姐，由於有偏頭痛病史，使用酒石酸麥角胺（Ergotamine Tartrate）類藥物已有 6 年之久。後來她聽說有另一種治療偏頭痛藥物新藥物：翠普登類（Triptan）類藥物，所以也請醫師處方此類藥品。某次的偏頭痛發作，李小姐痛得受不了，同時服用兩者，結果在 3 小時內，李小姐感到胸口疼痛，並嚴重到噁心嘔吐，趕緊就醫治療，才發現是因為同時服用兩種偏頭痛藥物所引起的。

　　偏頭痛治療用藥中，除了大家熟知的普拿疼和非類固醇抗炎止痛藥之外，還有酒石酸麥角胺（Ergotamine TartrateErgotamine Tartrate）與翠普登（Triptan）這兩類藥物。偏頭痛可以依照疼痛的嚴重度選擇適當用藥，輕度疼痛可先用普拿疼或是非類固醇抗炎止痛藥；中度以上的偏頭痛需要用酒石酸麥角胺類藥物，或是翠普登類藥物才能有效緩解疼痛。而在健保規範下，翠普登類藥物每個月限

本文作者 張維舜藥師

用8顆,不得超過。

若是服用普拿疼未能緩解疼痛,可再加上非類固醇抗炎止痛藥,但是有些偏頭痛藥物是禁止同時併用的,像酒石酸麥角胺類藥物是藉由收縮血管達到減緩偏頭痛的症狀,但是翠普登類藥物也是類似作用機轉,所以兩者若一起服用,恐怕會**加重血管收縮的嚴重度,導致血管痙攣,會發生噁心嘔吐,嚴重則可能出現血管梗塞,甚至死亡**。因此若使用酒石酸麥角胺類藥物,想改用翠普登類藥物,兩者必須間隔24小時以上,千萬不可同時服用。

常見酒石酸麥角胺(Ergotamine Tartrate)類藥物

- Dihydroergotamine(Lesiton;樂息痛)
- Ergotamine/Caffeine(Cafergot;易克痛)

常見翠普登(Triptan)類藥物

- Sumatriptan(Imigran FDT;英格明速溶錠)
- Rizatriptan(Rizatan;羅莎疼)

6 神經系統作用劑

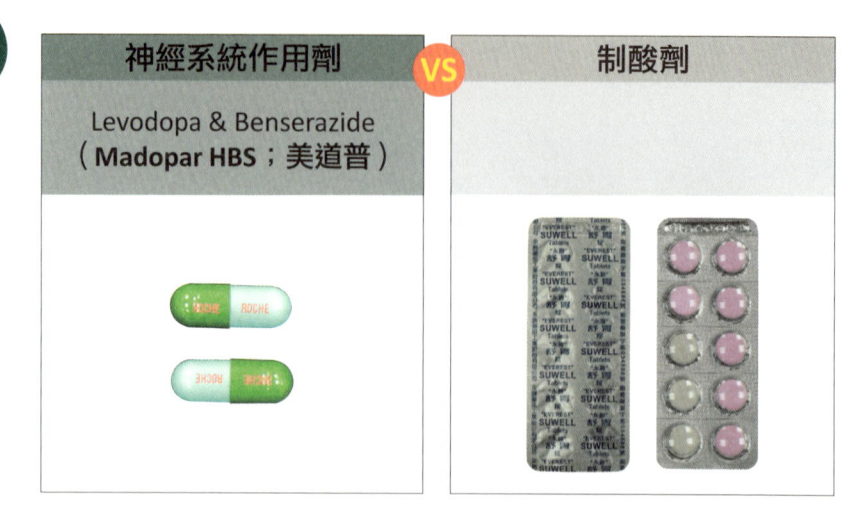

神經系統作用劑	VS	制酸劑
Levodopa & Benserazide （Madopar HBS；美道普）		

案例

王先生，71 歲，服用 Levodopa & Benserazide（Madopar HBS；美道普持續性膠囊）治療帕金森氏症已經有 2 年多了。最近因為腸胃不適，想說以前醫生開的胃藥沒吃完，於是就先找出一些制酸劑來使用。服用數天後，胃腸不適的情況改善，但是帕金森氏症卻變得嚴重，回診時告知醫師，才發現原來是制酸劑作祟，停用制酸劑後幾天，情況就改善了。

帕金森氏症，是一種腦內多巴胺（dopamine）逐漸缺乏，導致行動失常的疾病，治療上會以補充腦部多巴胺為主要目標，常用藥物以含有levodopa的成分為主，像是Madopar（美道普）、Sinemet（心寧美）和Stalevo（始立）。

Levodopa進入腦部後，會代謝成多巴胺，與腦部的多巴胺接受體結合產生作用，讓帕金森氏症患者可以恢復行動能力。

本文作者 張維舜藥師

　　常見的制酸劑等胃藥，會降低levodopa的吸收達30％，**讓levodopa進入腦內的數量降低，影響原本穩定的藥效。**除了一般常見的制酸劑，含鐵製劑也會降低levodopa的吸收。

　　若有必要使用此類藥品，levodopa和制酸劑必須間隔2個小時以上，避免影響levodopa的吸收度。在飲食方面，因為levodopa會與一些胺基酸的吸收互相競爭，若突然改為高蛋白飲食，可能也會影響levodopa的吸收，建議每餐蛋白質恆量為佳。

常見含有 levodopa 的藥品

- Levodopa / Carbidopa（Sinemet；心寧美）
- Levodopa & Benserazide（Madopar HBS；美道普持續性膠囊）
- Levodopa 200 mg & Benserazide 50 mg（Madopar；美道普錠）
- Levodopa,Carbidopa & Entacapone（Stalevo；始立膜衣錠）

6 神經系統作用劑

神經系統作用劑
Levodopa / Carbidopa
（Sinemet；心寧美）

VS

抗生素
Linezolid
（Zyvox；采福適）

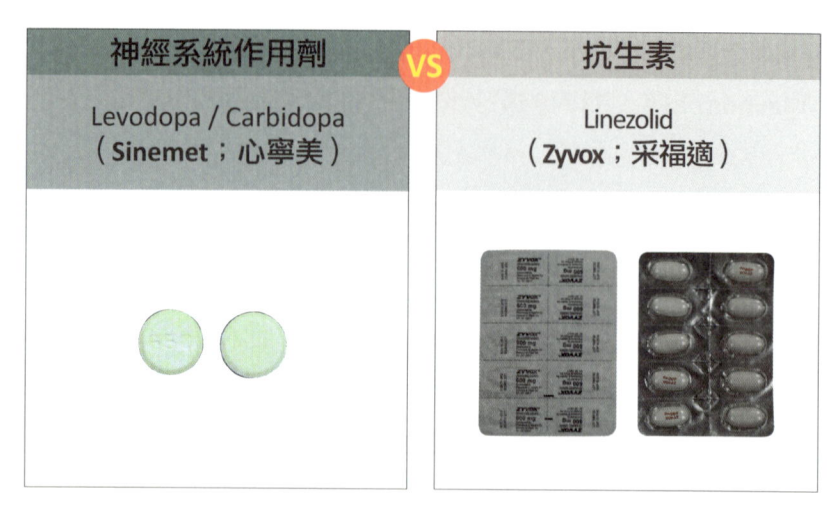

案例

王伯伯，78 歲，患有帕金森氏症，使用 Levodopa / Carbidopa（Sinemet；心寧美）等藥物治療。最近因長達 1 個月的咳嗽，去醫院檢查發現是肺結核，而且是有抗藥性的結核菌，因此醫師開立數種二線肺結核藥物給他。抗結核藥物治療 1 周後，王伯伯感覺頸肩僵硬，並有頭痛的感覺，一量血壓發現竟然血壓高達 160/110 mmHg。血壓一向正常的王伯伯覺得奇怪，醫師再仔細分析原因，發現可能是因為抗生素中的 Linezolid（Zyvox；采福適膜衣錠）影響心寧美，產生高血壓的症狀。

帕金森氏症病人需要補充 levodopa，但是 levodopa 進入體內，會被血液中的單胺氧化酵素（monoamine oxidase）代謝，來不及進入大腦中。需要加上一些藥品，抑制血液中的酵素活性，像是 carbidopa、benserazide 等成分，降低周邊血液的代謝，讓 levodopa 能夠有足夠劑量進入大腦。

本文作者 張維舜藥師

　　Linezolid（Zyvox；采福適）屬於後線抗生素，用於有抗藥性菌株的感染症，本身也具有抑制周邊血液中的單胺氧化酵素的作用。當服用 levodopa 與采福適，會造成進入腦部 levodopa 量大增。相對的，腦部多巴胺也會增加，高劑量的多巴胺會讓**交感神經活性增加，心跳血壓也會變高，嚴重時甚至會有血清素毒性（serotonin toxicity，**註**）的症狀發生**，因此，此兩種藥物的併用屬於禁忌症。在抗藥性肺結核的用藥方面，最好改用其他類抗生素較為合適。

註：**血清素毒性（serotonin toxicity）**
當中樞神經系統過度活性，導致可能致命的反應，臨床表現有精神混亂、肌陣攣，反射過度、顫抖、僵硬、橫紋肌溶解、流汗、體溫過高、呼吸急促、心搏過快等。

6 神經系統作用劑

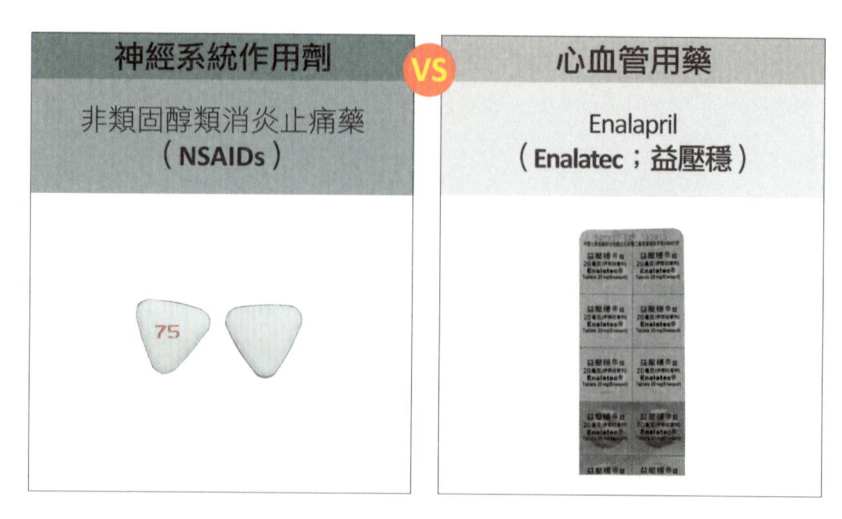

神經系統作用劑	VS	心血管用藥
非類固醇類消炎止痛藥（NSAIDs）		Enalapril（Enalatec；益壓穩）

案例

李媽媽年輕時就在市場裡賣菜，至今已經 25 年了。3 年前，李媽媽抱怨膝蓋酸痛，求助於市場旁邊的診所醫師後，醫師告訴李媽媽她是退化性關節炎，疼痛時可以服用消炎止痛藥。於是李媽媽一有疼痛就吃止痛藥，消炎止痛藥幾乎成了李媽媽隨身必備的救命丹。

某天中午，李媽媽和家人一起享用雙層起士夾心披薩後，李媽媽突然覺得頭暈目眩，幾乎無法站立。這次，李媽媽選擇到市區一家較具規模的醫院看診，內科醫師測量李媽媽血壓為 167/98 mmHg，於是開立了降血壓藥 Enalapril（Enalatec；益壓穩）給李媽媽吃，並對李媽媽說明，她的血壓並不是太高，只要服用一種降血壓藥即可。

李媽媽就這樣開始服用降血壓藥，但經過 1 周，李媽媽仍然偶而感到頭痛與頸部僵硬。於是她回到醫院，醫師當時為李媽媽量到的血壓為 157/95 mmHg，覺得納悶：為什麼降血壓藥無法把李媽媽的血壓降下來？

本文作者 劉采艷藥師

非類固醇類消炎止痛藥（Nonsteroidal Anti Inflammatory Agent；NSAIDs）是最被廣泛使用的止痛藥之一，但它卻與血壓升高有相關性。消炎止痛藥會阻斷發炎物質——前列腺素（prostaglandin）的生合成，使前列腺素濃度減少。前列腺素具有調節升壓激素（vasopressin）的血管收縮和抗利尿作用，能阻斷血管張力素Ⅱ（angiotension Ⅱ）的血管收縮和留鹽效應。當使用NSAIDs，前列腺素濃度被抑制，相對的也使血管張力素上升，血壓上升。

NSAIDs會降低降血壓藥物的療效，常見被影響的藥物有利尿劑、ACEI和ARB。對血壓影響最大的NSAIDs是Indomethacin（Indocin；因多美沙信）、Piroxicam（Feldene；匹洛西卡）、Naproxen（Anaprox；萘普生）。對血壓有中度影響的NSAIDs有Ibuprofen（Ibufen；布洛芬）和Celecoxib（Celebrex；希樂葆）。Acetylsalicylic acid（Bokey；伯基；俗稱阿斯匹靈）不會顯著升高血壓，即使對於高血壓患者也不會。NSAIDs和利尿劑、血管張力素轉化酶抑制劑（Angiotensin Converting Enzyme Inhibitors；簡稱ACEI）、血管張力素受體阻斷劑（Angiotensin II Receptor Blocker；簡稱ARB）類降血壓藥物聯用時，除了削弱後者的降壓作用外，**還會增加急性腎衰竭的風險**。所謂的「三聯療法」（ACEI/或ARB，利尿劑，NSAID）會讓急性腎衰竭的風險增加31%。臨床醫師在開藥時應該注意高血壓患者是否在使用NSAIDs，特別是那些對治療高血壓療效不佳的患者。

6 神經系統作用劑

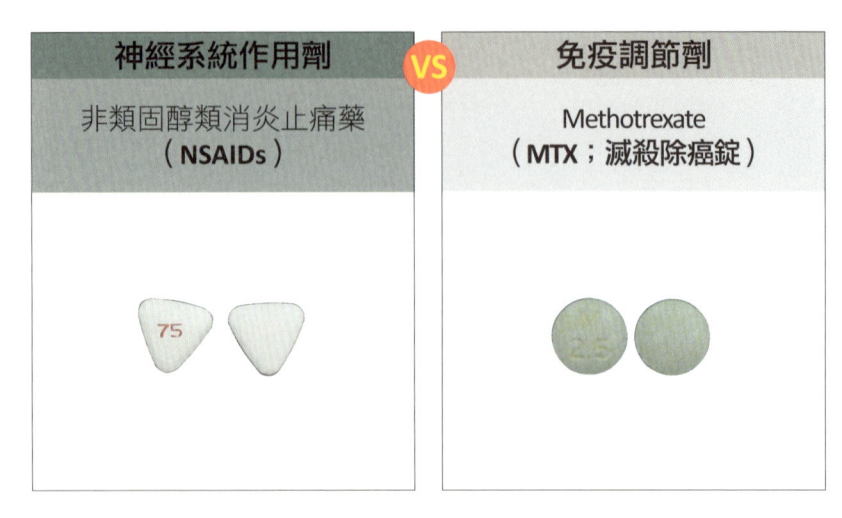

神經系統作用劑
非類固醇類消炎止痛藥
（NSAIDs）

VS

免疫調節劑
Methotrexate
（MTX；滅殺除癌錠）

案例

　　宋女士，45歲，2年來一直受到類風溼性關節炎折磨，也在接受免疫調節劑 Methotrexate（MTX；滅殺除癌錠）每天 2.5mg 與消炎止痛藥 Naproxen（Anaprox；萘普生）的治療。宋女士在接受藥物治療1年後，出現了嚴重的血液病變，包括：白血球減少、血小板減少、貧血，同時也出現腸胃道黏膜出血。

　　Methotrexate（MTX；滅殺除癌錠）是一種葉酸拮抗劑，主要是抑制細胞DNA合成，也會直接作用於細胞RNA，與蛋白質合成。Methotrexate對細胞分裂中之S期有專一性的抑制作用，所以對快速增殖的癌細胞有相當大的毒性。在應用於治療類風溼性關節炎以前，這個藥物已經在治療乾癬及各種癌症很長一段時間。

　　1988年美國FDA核准滅殺除癌錠使用在類風溼性關節炎的治療，隨後其他風溼免疫科領域的適應症也一一被認

可。滅殺除癌錠是一種風溼免疫科醫師相當常用的疾病進程修飾性抗風溼藥物，用來治療各種發炎性關節炎及自體免疫疾病。這個藥物除了可以降低疼痛和發炎之外，還可以減少關節被破壞而造成永久性殘障的機率。此藥常見的副作用包括：潰瘍性口腔炎、舌炎、齒齦炎、頭痛、白血球減少、血小板減少。嚴重副作用有肝毒性、肝硬化、骨髓抑制、肺炎、猝死。

　　類風溼性關節炎經常以非類固醇類消炎止痛藥（NSAIDs）來止痛，但研究發現，**消炎止痛藥會降低滅殺除癌錠腎小管分泌作用、增加滅殺除癌錠的血中濃度與毒性**。若要併用，一定要嚴格監視血球數的變化與腸胃道的副作用。用於治療類風溼性關節炎，滅殺除癌錠須採每週 7.5 至 15 mg 低劑量，並且對消炎止痛藥（NSAIDs）良好耐受性的病人，才能一起併用。

6 神經系統作用劑

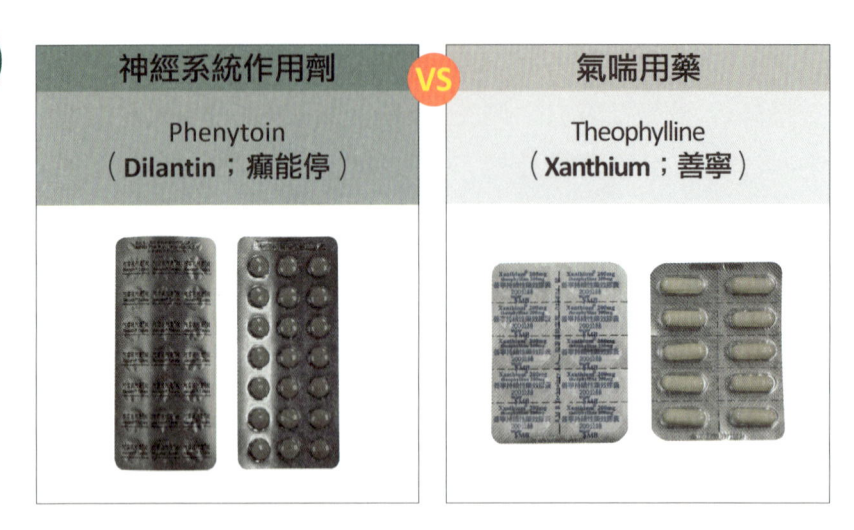

神經系統作用劑
Phenytoin
（Dilantin；癲能停）

VS

氣喘用藥
Theophylline
（Xanthium；善寧）

案例

陳先生，73 歲，患有慢性阻塞性肺部疾病，服用茶鹼類藥物來治療。在一次車禍中，腦部撞擊而損傷導致癲癇發作，住院期間以 Phenytoin（Dilantin；癲能停）控制癲癇，之後出院返家休養。原本因住院停用的茶鹼類藥物也在出院後才開始使用，數天後，癲癇卻又再次發作，原本以為是車禍的後遺症，回診檢查後，發現原本癲能停穩定的濃度卻下降了，由於並沒有其他飲食變化，懷疑可能是 Theophylline（Xanthium；善寧）所導致。

癲癇用藥中，常見有 Phenytoin（Dilantin；癲能停）、Sodium Valproate（Depakine；帝拔癲）、Carbamazepine（Tegretol；癲通）等，這些藥物在達到控制癲癇的效果時，必須在體內維持一個有效且恆定的藥物血中濃度。若藥物濃度過高，雖然對癲癇仍可有效控制，但是往往會有其他嚴重的副作用發生；若濃度不足，又無法有效控制癲癇。因此，此類藥物必須按時服用，讓藥物血中濃度維持

本文作者 張維舜藥師

穩定。不隨意併服其他藥品，避免干擾抗癲癇藥物的血中濃度。

若因為病情需要而同時使用癲能停和茶鹼（Theophylline）類藥物，臨床上發現，**兩者的藥物血中濃度都會下降**，有可能讓原本控制住的癲癇又發作了。而目前兩者交互作用的機轉不明，推測是兩者都增加對方藥物的代謝活性，所以**在併用時，茶鹼與癲能停都需監控藥物血中濃度**，若有濃度變化則需調整藥物劑量。關於劑量調整需再跟主治醫師做討論，依病情做調整，切勿自行變更劑量。

其他常見茶鹼類藥物
- Aminophylline（Aminophyllinae；氨基非林錠）
- Theophylline（Thoin S.R.M.C.；喘克）
- Theophylline liquid（Centertheo；適優喘液）

6 神經系統作用劑

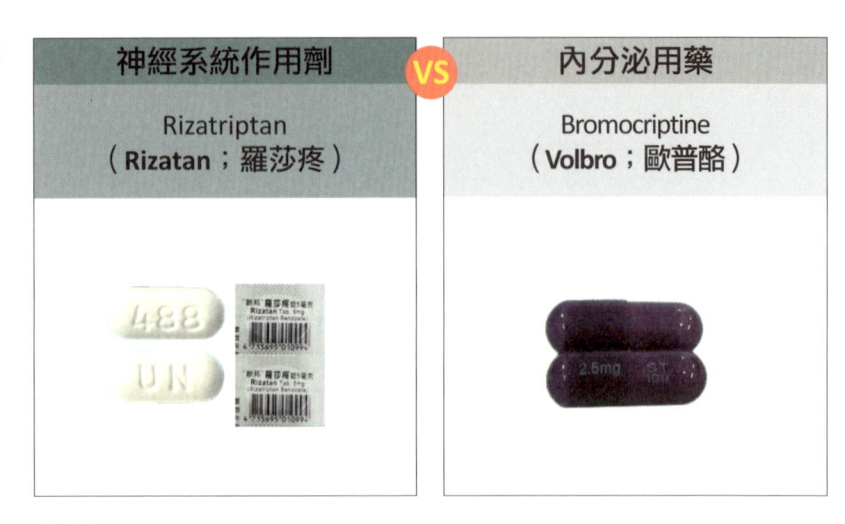

神經系統作用劑 VS **內分泌用藥**

Rizatriptan（**Rizatan**；羅莎疼）

Bromocriptine（**Volbro**；歐普酪）

案例

　　小玲是個工作壓力大的會計師，長年受偏頭痛所苦。每當工作量一大、作息不正常時，她的頭就像被鐵環夾住，甚至伴隨噁心和畏光。經診斷為偏頭痛後，醫師開立 Rizatriptan（Rizatan；羅莎疼）讓她在頭痛發作初期服用。

　　最近，小玲還為另一個問題煩惱：即使已經停止哺乳快半年，她的乳汁分泌仍未停止。經婦產科評估後，診斷為「高泌乳素血症」，醫師開了 Bromocriptine（Volbro；歐普酪）抗泌乳藥幫助控制。1 周後，小玲在服用歐普酪第二天，突然偏頭痛復發，她立刻服用了平常用的羅莎疼。沒想到半小時後，她開始感到胸悶、心悸、頭暈，甚至出現手腳發抖和臉部潮紅。緊急就醫後，醫師懷疑是藥物交互作用導致的「血管收縮性反應」（vasospastic reactions），立即停藥觀察，症狀隨後緩解。

　　　Rizatriptan（Rizatan；羅莎疼）是一種（5-HT）1B/1D 血清素受體作用劑，能選擇性收縮顱內血管，減少三叉神

經釋放發炎性神經胜肽,緩解偏頭痛。常見副作用有頭暈、嗜睡、胸悶、心悸。Bromocriptine（Volbro；歐普酪）為多巴胺 D2 受體作用劑,可抑制垂體泌乳素分泌,也具有血管收縮作用。臨床用途為：高泌乳素血症、泌乳素瘤、帕金森氏症、停經後泌乳,常見副作用有噁心、低血壓、頭痛、幻覺、血管收縮。

羅莎疼與歐普酪都具有血管收縮特性,二者併用可能導致周邊或中樞過度血管收縮,引發高血壓危象、心血管事件（如心絞痛、心律不整）、腦血管事件（如頭暈、昏厥）。此外,兩者均與血清素神經系統有關,若再與其他血清素調節藥併用,甚至可能增加罕見但危險的血清素症候群（serotonin syndrome）風險。

已經長期在服用羅莎疼的病人,不應在 24 小時內使用歐普酪,反之亦然。若需同時治療偏頭痛與高泌乳素血症,應請醫師評估更安全的替代方案。另外,羅莎疼與許多神經作用劑或具血管收縮作用的藥品,均可能產生交互作用,臨床使用時須特別小心避免併用。過量或不當的使用反而容易造成反彈性頭痛及增加副作用的發生。病患如果發生心悸、胸悶、頭暈等症狀,應立即就醫。務必遵守用藥時間間隔與劑量建議,不得任意加重劑量或縮短時間間隔。

6 神經系統作用劑

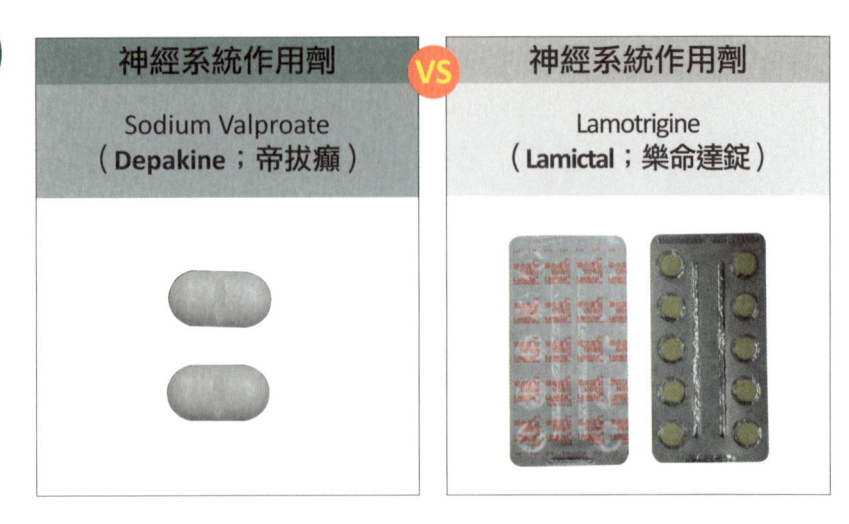

神經系統作用劑	VS	神經系統作用劑
Sodium Valproate（Depakine；帝拔癲）		Lamotrigine（Lamictal；樂命達錠）

案例

　　賴小姐患有癲癇，長期使用 Sodium Valproate（Depakine；帝拔癲）控制病情，但控制情況仍然不佳。在一次就診時，看到有其他病友使用的藥物是 Lamotrigine（Lamictal；樂命達錠），而且癲癇控制不錯。在與主治醫師討論後，主治醫師表示，依照賴小姐病情，是可以考慮併用樂命達錠。併用一段時間後，賴小姐感覺皮膚有搔癢感，趕緊回去找醫師，醫師懷疑是新加入的樂命達錠與帝拔癲引起的交互作用，於是改變藥物治療。

　　治療輕度癲癇，通常用一種藥物即可控制，但有些嚴重的癲癇，是需要合併數種抗癲癇藥物來治療，才能減少癲癇發作的次數。抗癲癇藥物併用需特別注意彼此交互作用，像是Sodium Valproate（Depakine；帝拔癲）會干擾Lamotrigine（Lamictal；樂命達錠）的代謝，使樂命達錠的半衰期由24小時延長到40至60小時之久。造成干擾的作用機轉是帝拔癲與樂命達錠會競爭肝臟酵素的代謝，導致

樂命達的藥物血中濃度增加。帝拔癲與樂命達錠併用造成樂命達錠濃度過高，**可能引起發燒、皮疹、多器官功能障礙、瀰漫性血管內凝血等症狀，嚴重時甚至會引發史帝芬—強生症候群，最後導致死亡。**

　　臨床上若有需要併用帝拔癲與樂命達錠，建議樂命達錠由低劑量開始，起始劑量用25 mg、一天2次；2周後若有增量需要，再以每周25至50 mg的劑量增加。若抗癲癇藥物只有用帝拔癲，則樂命達錠每日劑量建議在100至200 mg。假如有皮膚發疹的現象產生，建議趕緊回診與主治醫師討論，判斷是否是樂命達錠引起的副作用。

7 情緒作用劑

情緒作用劑
Agomelatin
（**Valdoxan**；煩多閃）

VS

抗生素
Ciprofloxacin
（**Ciproxin**；速博新）

案例

何女士，50 歲，為一國中老師，長期患有重鬱症及睡眠困難而服用身心科藥物，因無法忍受藥物副作用而與醫師討論更換藥物，決議使用新型抗憂鬱藥物 Agomelatin（Valdoxan；煩多閃），目前已穩定使用 3 個月。

日前因天氣變化而感到呼吸道不適，原以為只是一般小感冒而沒有多加理會，結果症狀日趨嚴重，只好至家中附近診所就醫。醫師解釋有輕微肺炎情形且需服用抗生素進行治療。領藥時，藥師亦告知務必按時服藥，且要密切觀察感染改善情形。

在服用數次抗生素之後，何女士開始出現頭暈、疲勞、無力及整日想睡之情形，何女士因感到害怕而先行停用抗生素 3 天，但肺部不適情況卻逐漸惡化，因此再次回至診所求醫。

本文作者 陳仲揚藥師

傳統常見的抗憂鬱藥有許多副作用，如選擇性血清素回收抑制劑（selective serotonin reuptake inhibitors, SSRI）的焦慮與失眠、三環抗憂鬱劑（tricyclic antidepressant, TCA）的體重增加及姿態性低血壓（orthostatic hypotension），這些往往減少了病患服藥順從性，也提高治療難度，而何女士使用之Agomelatin（Valdoxan；煩多閃）為作用在褪黑激素受器（melatonergic receptor, MT）的抗憂鬱劑，此藥降低了上述常見的藥物副作用，為近來相當熱門之新型抗憂鬱藥物。

但服藥期間合併強細胞色素P450 1A2抑制劑（cytochrome P450 1A2, CYP1A2），如文中之抗生素Ciprofloxacin（Ciproxin；速博新）將會導致煩多閃的暴露大量增加，也因此被列為煩多閃仿單中之使用禁忌。當發生此交互作用，將**可能發生上腹痛、困倦、疲勞、激動、焦慮、緊張、頭暈、發紺、無力之情形**。目前並無煩多閃之特殊解毒藥劑，因此發生過量問題時僅能停藥後，搭配臨床症狀治療。

常見之強細胞色素 P450 1A2 抑制劑

- Abiraterone（Zytiga；澤珂）
- Ciprofloxacin（Ciproxin；速博新）
- Fluvoxamine（Luvox；無鬱寧）

7 情緒作用劑

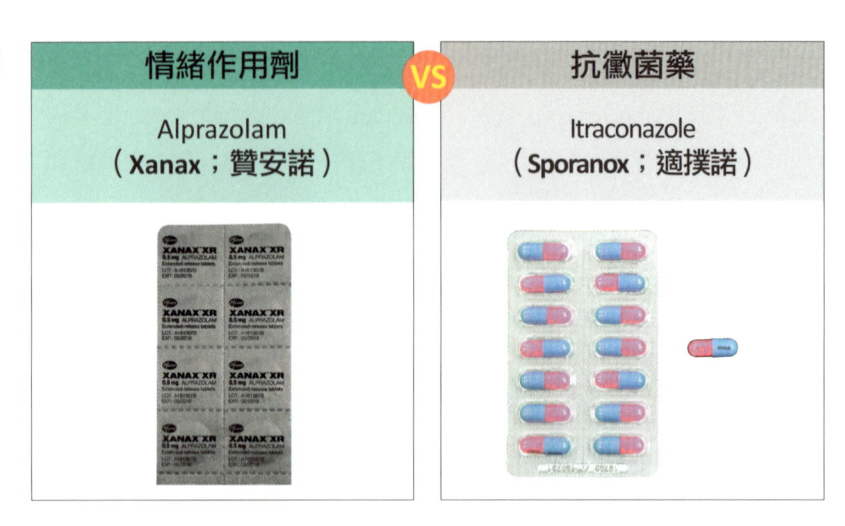

情緒作用劑
Alprazolam
（Xanax；贊安諾）

VS

抗黴菌藥
Itraconazole
（Sporanox；適撲諾）

案例

　　張先生，35歲，為一連鎖火鍋店店員，不擅與人交往，易焦慮且睡眠不安穩，長期服用藥物改善精神及睡眠問題。這幾天張先生發現腳趾指甲變色、變形、脫屑且易碎，經店長推薦至市區有名的皮膚科診所治療，醫師診斷為灰指甲，除了處方內服藥物之外，還有塗於指甲的外用藥品。數日後，張先生發覺自己整日注意力無法集中，三番兩次在工作中打破餐具。某日傍晚下班，張先生感到極度疲倦，勉強騎著機車回家，因精神不繼而撞上路邊電線桿，生命垂危。

　　張先生服用的抗焦慮藥物成分為Alprazolam（Xanax；贊安諾）屬於苯二氮平（Benzodiazepines；BZD），為常用的口服抗焦慮藥，此藥可增強伽馬─胺基丁酸（gamma-aminobutyric acid, GABA）媒介的神經抑制作用結果，除可解除焦慮，尚有鎮靜催眠及解除痙攣等臨床作用。

　　張先生的灰指甲問題，使用的是抗黴菌藥Itraconazole

（Sporanox；適撲諾），能夠選擇性抑制黴菌細胞膜合成時所需的細胞色素P-450（cytochrome P-450），可治療多種黴菌感染問題，例如：陰道念珠菌感染、皮癬及趾癬。

　　當兩藥合併使用時，因適撲諾阻礙了贊安諾於肝臟酵素系統的代謝，大幅提高了贊安諾於體內的濃度，甚至有實驗指出將可能上升至原來的2.7倍，**造成藥物過量，加倍此藥的鎮靜催眠效用**，這樣的組合被列為藥物仿單之禁忌，使用時務必小心。

常見可能增強 Alprazolam 之抗黴菌藥

- Fluconazole（Diflucan；泰復肯）
- Itraconazole（Sporanox；適撲諾）
- Voriconazole（Vfend；黴飛）

7 情緒作用劑

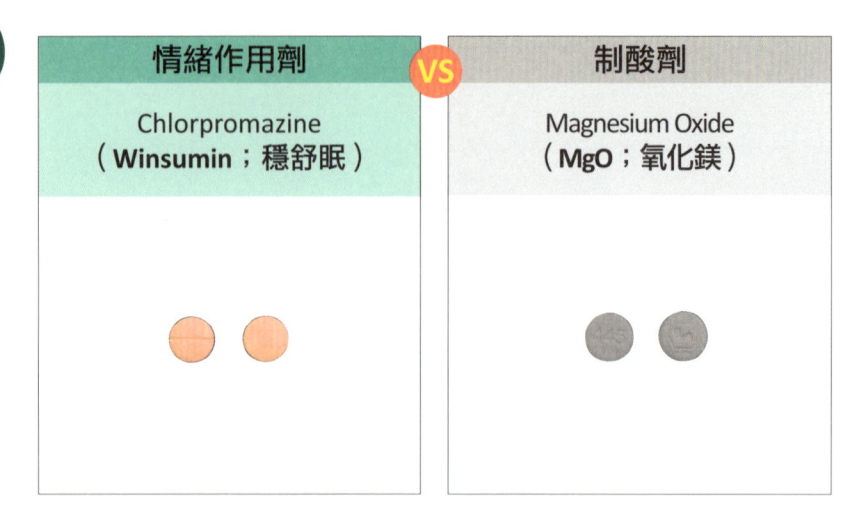

情緒作用劑	VS	制酸劑
Chlorpromazine （Winsumin；穩舒眠）		Magnesium Oxide （MgO；氧化鎂）

案例

周女士，54歲，長期服用藥物控制思覺失調症（schizophrenia）超過20年，病情穩定，也未有其他不適。直到半年前開始，約每周才排便1次，常打嗝及感到腹脹，且有胃痛之情形，在親友建議下，改變了自身飲食習慣為少肉多蔬果，但情況仍未明顯改善。至家醫科診所自費購買胃乳服用，才改善了便秘問題。在連續服藥後的第3天，卻開始出現精神狀況改變，過往的可怕幻覺、幻聽又再出現，周女士便立即回診求助。

周女士服用的情緒作用藥物為Chlorpromazine（Winsumin；穩舒眠），此為第一代抗精神病藥，也稱為傳統型或典型抗精神病劑，可阻斷多巴胺（dopamine）接受器，使腦中多巴胺含量顯著減少，具有抗精神病症狀作用，但其副作用相較第二代抗精神病藥較多，目前臨床上已較過往少用。

市面上的胃乳，常含有制酸劑成分，例如鎂或鋁，

本文作者 陳仲揚藥師

腸胃科常用以中和胃酸。而含鎂之制酸劑，如Magnesium Oxide（MgO；氧化鎂）在低劑量時可呈現胃酸中和的制酸作用，當高劑量使用時則又有輕瀉效果，可使糞便稠度較稀薄，增加排便次數，所以若有便秘情況亦可改善。

　　有研究顯示，當穩舒眠與上述種類之制酸劑合併使用時，將可能導致穩舒眠的吸收程度降低一至四成，**使得抗精神症狀效用明顯降低**，也可能因此造成周女士**藥物作用減弱、症狀復發**。建議有相關服藥情形之民眾，務必與醫師與藥師討論。

註：**制酸劑（Antacid）**
制酸劑可用於中和已分泌出來的過量胃酸而緩解不適症狀，如：胃部灼熱、胃痛。制酸劑多含有鎂（Magnesium）、鋁（Aluminum）、鈣（Calcium）或其混合劑，而含鋁或鈣的制酸劑可能造成便秘，而鎂則可能導致軟便、腹瀉，因此可再依身體排便情形選擇不同成分之制酸劑，以降低便秘與腹瀉副作用。

7 情緒作用劑

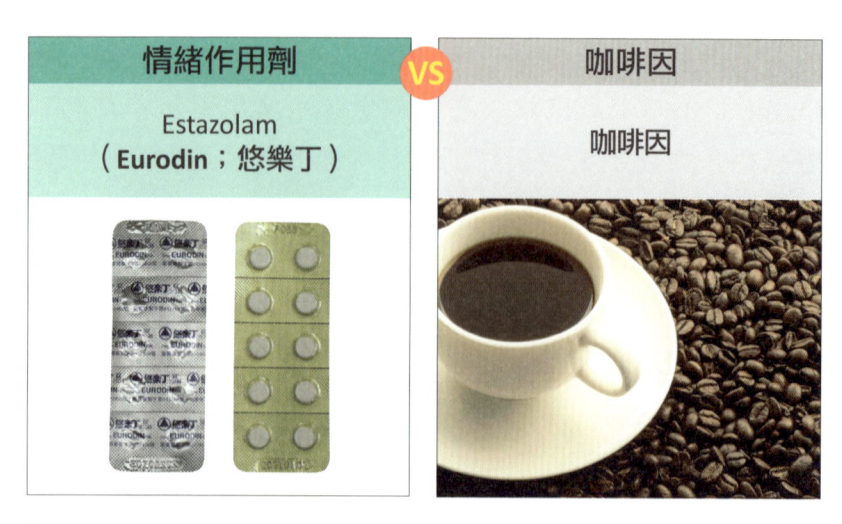

情緒作用劑	咖啡因
Estazolam （Eurodin；悠樂丁）	咖啡因

案例

　　佳佳自從升任主管之後，工作壓力大增，晚上時常難以入眠，必需借助安眠藥來維持睡眠品質。前幾天佳佳感冒了，因為工作忙碌沒空去看醫師，於是買了綜合感冒藥來吃。晚上睡覺時，雖然跟平常一樣吃了安眠藥，佳佳卻輾轉反側一直無法入睡。

　　失眠的確是一件極為惱人的事，造成失眠的可能原因很多，對佳佳而言應該是工作壓力造成的焦慮，其他像是生理問題（例如：疼痛或甲狀腺亢進、氣喘等）、併用其他藥品等。一般而言，要改善失眠根本辦法是解決造成失眠的原因，例如：疾病的治療、解決壓力來源、養成良好睡眠習慣等，如有需要才使用藥物治療。

　　常用的安眠藥有一大類是苯二氮平類（benzodiazepines；BZD）的衍生物，佳佳所使用的Estazolam（Eurodin；悠樂丁）就是其中一種。悠樂丁可改

善入睡困難、夜間醒來的次數、增加總睡眠時間，且可緩解焦慮症狀。缺點是可能會影響記憶、認知及精神功能，早晨醒來易有宿醉的感覺，和酒精併用會有加成作用。

市面上許多感冒藥會添加中樞興奮劑咖啡因（caffeine），來平衡嗜睡與舒緩頭痛，但每個人反應不同，有些人也會因此而睡不著。佳佳所使用的綜合感冒藥所含的咖啡因不僅讓原本失眠的佳佳更難入睡，咖啡因本身也會干擾悠樂丁的鎮靜安眠效果，因此就算佳佳吃了平常的劑量也還是睡不著。

本身睡眠品質不佳的病人，建議服用感冒藥時要避免使用含咖啡因成分的藥品，以免惡化睡眠品質，也延遲感冒痊癒的時間。

7 情緒作用劑

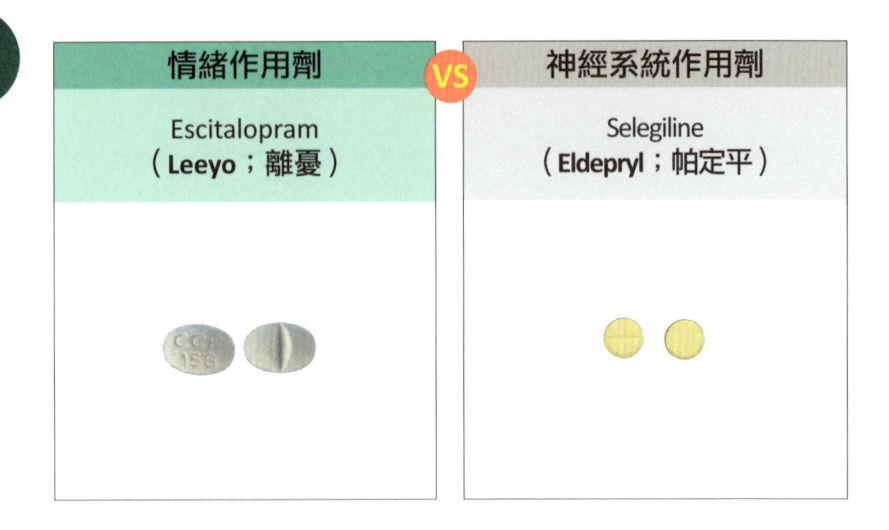

情緒作用劑
Escitalopram
（Leeyo；離憂）

VS

神經系統作用劑
Selegiline
（Eldepryl；帕定平）

案例

　　徐伯伯，72 歲，為退休軍人，具廣泛性焦慮症（generalized anxiety disorder）病史，服藥控制逾 20 年，但家人皆不知情。前年 5 月開始有漸進性步行障礙、肢體顫抖及身體不平衡，妻子觀察到這些症狀便帶他求診神經科。經檢查後，醫師診斷為帕金森氏病（Parkinson's disease）並進行藥物治療。回家後，徐伯伯數了數手中藥物，一天要吃相當多藥物，為此感到不安，才告知家人長年服藥實情。

　　妻女為了徐伯伯心中疑問，便前往社區藥局請教可否一併服用。經藥師解釋後，得知身心科用藥 Escitalopram（Leeyo；離憂）與神經科用藥 Selegiline（Eldepryl；帕定平）有嚴重交互作用疑慮，且不可隨意停藥，因此決定回診請醫師再評估。

本文作者　陳仲揚藥師

單胺氧化酶抑制劑（monoamine oxidase inhibitor, MAOI）除了可用於精神相關疾病之治療外，而其中一類相似藥物B型單胺氧化酶（monoamine oxidase-B, MAO-B）抑制劑因可阻礙大腦多巴胺（dopamine）分解而用於治療帕金森氏病，無論是早期或晚期階段皆有助益，徐伯伯使用的帕定平即屬B型單胺氧化酶抑制劑這類藥物。

而Escitalopram（Leeyo；離憂）為一選擇性血清素回收抑制劑（selective serotonin reuptake inhibitors, SSRI），可抑制血清素再吸收而用於抗焦慮及憂鬱症治療，當與單胺氧化酶抑制劑合併使用，將**造成血清素過高之嚴重交互作用，稱為血清素症候群（serotonin syndrome, SS）**。

血清素症候群**症狀從輕微的顫抖、快速腸蠕動、眼球陣攣、譫妄、神經異常反應至危及生命的惡性體溫過高**（可能超過40℃），一般須在停用單胺氧化酶抑制劑至少14天後，方可再使用離憂。

常見之選擇性血清素回收抑制劑

- Escitalopram（Leeyo；離憂）
- Fluoxetine（Prozac；百憂解）
- Paroxetine（Seroxat；克憂果）
- Sertraline（Zoloft；樂復得）

7 情緒作用劑

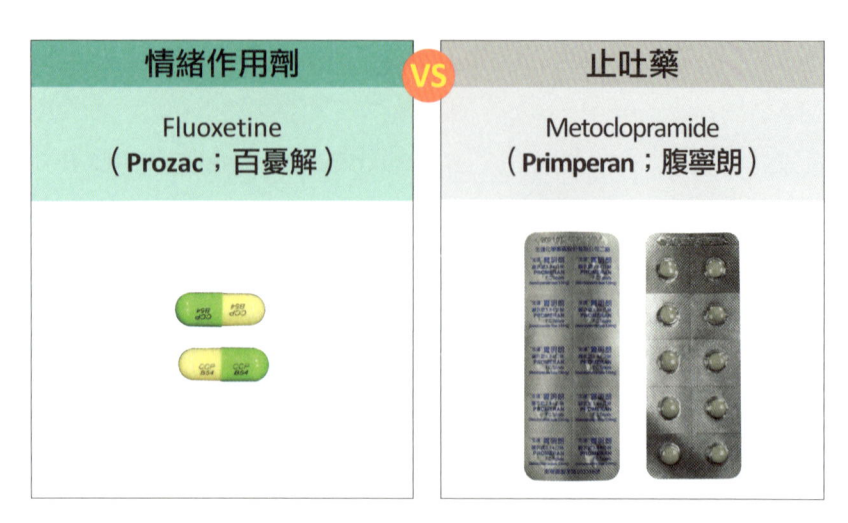

情緒作用劑	止吐藥
Fluoxetine （Prozac；百憂解）	Metoclopramide （Primperan；腹寧朗）

案例

　　邱太太，52 歲，每次出門時都一定要檢查門窗是否鎖好，且會重複行為數十次，對此困擾不已，經醫師診斷為強迫症，在服用 Fluoxetine（Prozac；百憂解）3 個月後，症狀已緩解，逐漸有良好的生活品質。2 天前，邱太太與先生至東南亞出國遊玩，因水土不服，吃了當地土產及海鮮後，引發嚴重上吐下瀉，痛苦不堪。導遊帶至腸胃科診所，醫師囑咐暫時禁食及注意脫水情形，並開立口服止瀉及止吐藥。服藥後，瀉下症狀已明顯改善，但丈夫發現她開始有肌肉持續收縮僵硬，相當焦慮地走來走去及莫名顫抖的狀況，自行使用手機查詢網路資訊後，以為吃了品質不良的藥而得了怪病，嚇得趕緊自行停藥並立即回國。

　　邱太太使用的Fluoxetine（Prozac；百憂解）屬於選擇性血清素回收抑制劑（selective serotonin reuptake inhibitors, SSRI），除了可用以抗強迫症之外，尚可作為抗憂鬱劑，其主要作用機轉為抑制中樞神經對血清素（serotonin）的

本文作者 陳仲揚藥師

再吸收到血小板。

而邱太太在東南亞所服用的止吐藥品成分為Metoclopramide（Primperan；腹寧朗），可刺激上消化道運動，加速胃及十二指腸排空及抑制嘔吐中樞，減緩嘔吐症狀，此藥除了預防嘔吐，亦可用於逆流性消化性食道炎、糖尿病引起之胃腸蠕動異常，為台灣腸胃科臨床上相當常用之藥品。

當兩藥合併使用時，將**可能導致錐體外系反應（extrapyramidal reactions）或抗精神病藥惡性綜合症候群（neuroleptic malignant syndrome）的風險增加**，目前造成之機轉研究尚不明確。而邱太太即為發生錐體外系反應而呈現肌張力異常、靜坐不能及帕金森氏症（Parkinsonian syndrome），一般發生上述交互作用時，若症狀輕微，通常在停用腹寧朗即可看見症狀逐漸緩解，但嚴重時仍須就醫進行抗組織胺針劑治療。

常見之選擇性血清素回收抑制劑

- Escitalopram（Leeyo；離憂）
- Fluoxetine（Prozac；百憂解）
- Paroxetine（Seroxat；克憂果）
- Sertraline（Zoloft；樂復得）

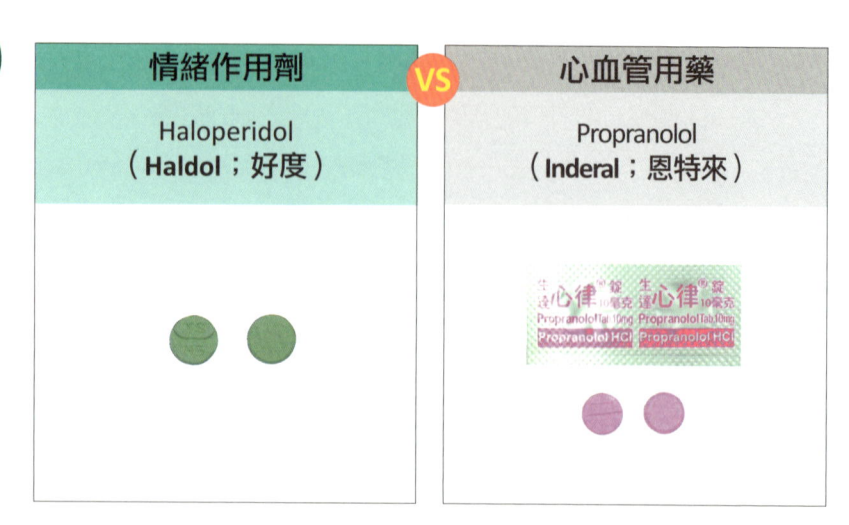

7 情緒作用劑

情緒作用劑 VS	心血管用藥
Haloperidol （Haldol；好度）	Propranolol （Inderal；恩特來）

案例

　　陳太太，48 歲，2 年前開始服用身心科醫師開的藥物以穩定情緒及幫助睡眠。近日常感到心跳快，有時感覺心臟像要跳出來了，相當不舒服，但一陣子後又會緩解，因此抱著過一天算一天的想法。某日下午，陳太太與好友美華相約喝下午茶，聊天中又感到一陣心悸，美華見其表情相當痛苦，想起先生也有類似情形，但只要服下 2 顆桃紅色小藥錠後都能迅速緩解，因此拿先生治療心悸的藥物與陳太太分享。但陳太太服藥一個半小時後開始頭暈、呼吸不順，最後昏了過去，美華嚇得趕緊聯絡救護車將陳太太送至醫院，救護人員量測血壓，收縮壓剩下 70 毫米汞柱，而舒張壓甚至量測不到。

　　陳太太服用的身心科藥物中含Haloperidol（Haldol；好度）成分，屬於傳統典型抗精神病藥，常用以治療思覺失調症、妥瑞氏症（Tourette's syndrome）、譫妄及躁動，雖用途廣泛，但副作用及交互作用也較其他情緒穩定劑

本文作者　陳仲揚藥師

多，因此需格外小心。

美華先生的心悸治療藥物為Propranolol（Inderal；恩特來），屬於非選擇性 β 阻斷劑（nonselective beta-blocker），能夠降低心跳速率及心收縮力，常見之藥錠外觀小，顏色多為桃紅色。

美華拿先生的藥物與陳太太分享，雖然出自於一片好心，但隨意與人分享藥物的行為相當不可取。而陳太太服用的好度便與恩特來產生嚴重之交互作用，當兩藥合併使用，便**可能提高低血壓及心跳停止之風險**，雖目前造成之機轉不明，也並未將兩者列為用藥禁忌，但若有相關用藥情況仍應與你的藥師討論，以避免發生危險。

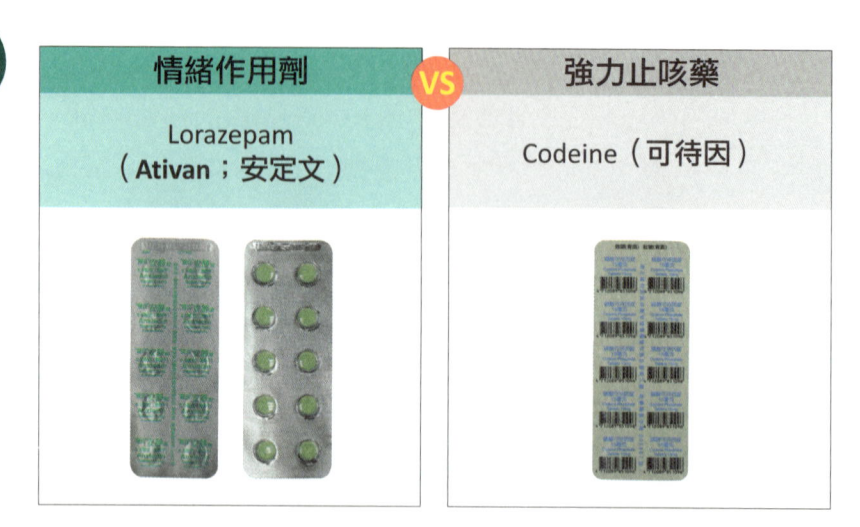

7 情緒作用劑

情緒作用劑 VS	強力止咳藥
Lorazepam（Ativan；安定文）	Codeine（可待因）

案例

　　小可，23 歲，甫從大學畢業，現為電子業助理工程師。約 2 個月前，因感情問題及工作壓力導致心情低落及嚴重睡眠困難，在身心科醫師協助下服藥治療，睡眠漸有改善，也慢慢能夠專注於工作上。近日因持續咳嗽，痰多且常咳到想吐，至耳鼻喉科診所求助，醫師除了開立抗生素外，尚有強力止咳藥可待因（Codeine）。小可回家後依照囑咐用藥，咳嗽問題立即改善許多，讓小可及家人安心不少。服用約 1 週之後，某日上午開始感到嚴重呼吸困難、整日昏昏欲睡、無力，甚至開始有昏迷傾向，在家人陪同下緊急至醫院急診請求協助。

　　在現今充斥壓力的社會，失眠已發展為現代最常見的健康問題，因此助眠藥物的使用相當常見。目前助眠藥物主要分為苯二氮平（Benzodiazepines; BZD）及非苯二氮平（non-benzodiazepines）兩類，其他可改善睡眠的尚有抗組織胺（Antihistamine）、抗憂鬱劑（Antidepressant）及

本文作者 陳仲揚藥師

褪黑激素受體致效劑（Melatonin receptor agonist）。

小可使用的藥物中含有Lorazepam（Ativan；安定文）即屬於苯二氮平，此類藥物除了鎮靜安眠作用外，尚有抗焦慮、抗痙攣及肌肉鬆弛效用。小可服用的強力止咳藥物可待因（Codeine）屬於鴉片類（Opioid）藥物，此類藥物具止痛、鎮咳及止瀉作用，效用極佳，但具成癮性，列為2級管制藥品，較一般藥品風險來得高。

當兩類藥物合併使用時，將**可能造成深度鎮靜、呼吸抑制、昏迷或死亡**，除非在相當嚴格的醫療監控下，否則一般不建議同時併用。

常見之苯二氮平藥物

- Alprazolam（Xanax；贊安諾）
- Bromazepam（Lexotan；立舒定）
- Clonazepam（Rivotril；利福全）
- Diazepam（Valium；煩寧）
- Estazolam（Eurodin；悠樂丁）
- Flunitrazepam（Rohypnol；羅眠樂）
- Lorazepam（Ativan；安定文）
- Nitrazepam（Mogadon；眠確當）
- Oxazolam（Serenal；心益）
- Triazolam（Halcion；酣樂欣）

7 情緒作用劑

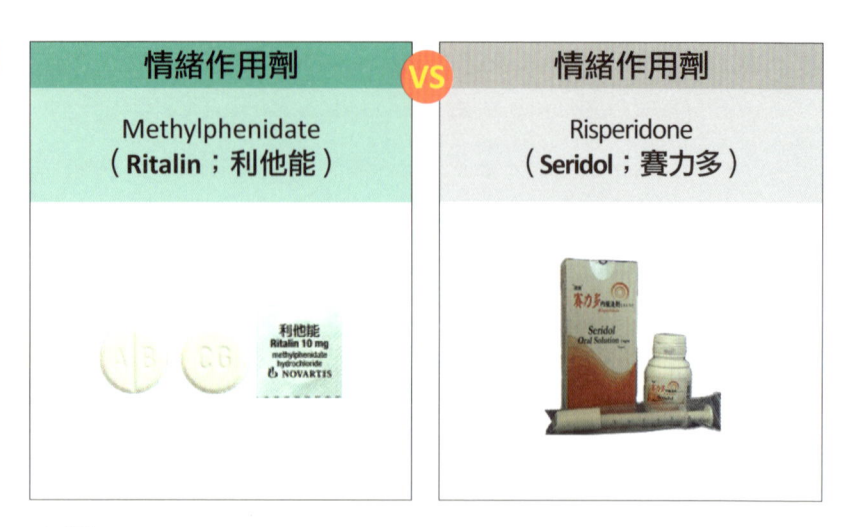

情緒作用劑	VS	情緒作用劑
Methylphenidate（Ritalin；利他能）		Risperidone（Seridol；賽力多）

案例

　　小軒，12 歲，小學六年級學生，是一位活潑的孩子，但因注意力無法集中，學校老師建議至身心科評估。經精神科醫師診斷小軒為注意力不足過動症（ADHD），開始服用 Methylphenidate（Ritalin；利他能）幫助他專注學習。幾個月後，父母注意到小軒常有情緒波動、易怒，有時甚至出現攻擊行為。於是回診後，醫師加上 Risperidone（Seridol；賽力多）口服溶液每天 1 次，協助小軒控制情緒與衝動行為。

　　在兩種藥物併用兩周後，小軒媽媽發現他常常眨眼、咬牙，有時頭會突然往一邊歪、手指不停地抖動。這些動作不是故意的，小軒也覺得「自己的身體怪怪的，控制不了」。

　　擔心之下，媽媽帶他回診。醫師經過評估後診斷為：錐體外徑副作用（EPS），是由於兩種藥物併用所引起的不良反應。醫師立即調整藥物，並提供支持性治療，症狀在數日內逐漸改善。

Methylphenidate（Ritalin；利他能）是一種短效的中樞神經活化劑，可提升多巴胺與正腎上腺素濃度，增進注意力與控制衝動，在臨床上主要是治療注意力不足過動症（ADHD）的藥物。常見副作用有：食慾下降、心悸、失眠、焦慮。

Risperidone（Seridol；賽力多）為非典型抗精神病藥，可阻斷多巴胺 D2 受體與血清素 5-HT2A 受體，用來治療思覺失調症、自閉症相關行為、躁鬱症情緒不穩，常見副作用有：體重增加、嗜睡、錐體外徑症狀（如手抖、肌肉僵硬、動作不自主）。

利他能增加多巴胺濃度，而賽力多則是抑制多巴胺受體。此一前後矛盾的作用機轉，讓二藥併用後，多巴胺傳導路徑的功能失調，特別是在黑質—紋狀體路徑（與運動控制有關），可能導致錐體外徑副作用（EPS），出現不自主動作、肌肉僵硬、姿勢異常等症狀。

若病人必須要二藥併用，後續需密切追蹤用藥後的反應。**若出現不自主動作、眼球上吊、步態異常等現象，應立即回診。**另也要觀察孩子行為變化，如：情緒起伏、睡眠狀況、飲食與社交行為，都是重要觀察指標。建議也可與醫師討論替代方案：減少藥物數量，或選擇不同機轉藥物以減少交互作用的發生。

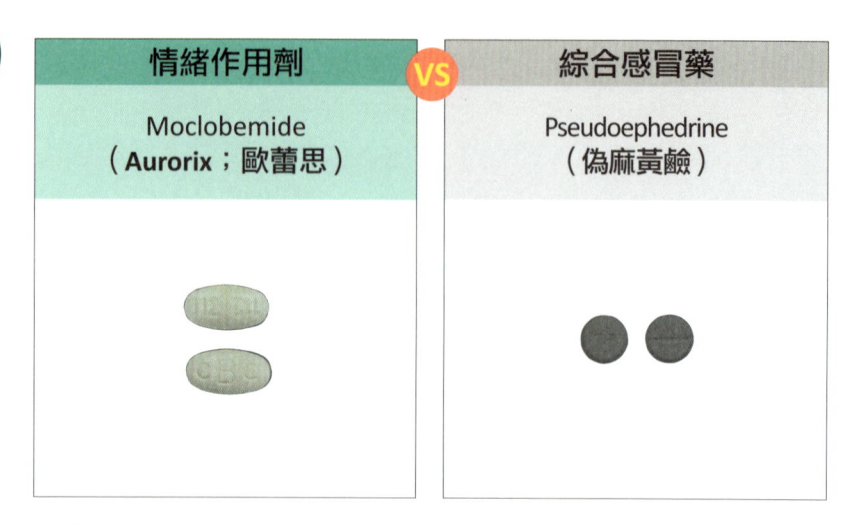

7 情緒作用劑

情緒作用劑	綜合感冒藥
Moclobemide（Aurorix；歐蕾思）	Pseudoephedrine（偽麻黃鹼）

案例

　　黃小姐，36歲，為一銀行辦事員，有12年憂鬱症病史，因病情穩定於身心科使用慢性病連續處方箋領取藥物控制，除此之外並無其他病痛。近日因季節交替，有喉嚨痛及流鼻水等感冒症狀，至家中附近診所就醫，醫師診斷為急性上呼吸道感染，囑咐其休息及多喝水，並開立數種症狀解除之綜合感冒藥錠。服藥後雖症狀有所緩解，但卻在服用數次後開始感到頭痛、頭暈、噁心、嘔吐且血壓升高狀況，黃小姐因此立即停用所有藥物至藥局詢問藥師狀況。

　　身心科藥物有一類稱為單胺氧化酶抑制劑（monoamine oxidase inhibitor, MAOI），可治療情緒低落等精神相關症狀，以Moclobemide（Aurorix；歐蕾思）最常見。而綜合感冒藥常含有緩解鼻腔及呼吸道症狀（鼻塞、流鼻水、打噴嚏）之成分，除抗組織胺藥物外，最常見的便是交感神經作用類型藥物，如本案例的偽麻黃鹼

（pseudoephedrine）。

當兩者併用時，便可能增加身體對正腎上腺素（norepinephrine）的可用率而產生高血壓危象（hypertensive crisis）。**高血壓危象最常見之症狀為頭痛、噁心嘔吐、體溫升高及嚴重高血壓，嚴重時甚至可致命，**就算已經停用單胺氧化酶抑制劑，此交互作用之影響仍可能維持長達2周，因此不得不注意！

單胺氧化酶抑制劑與富含酪胺（tyramine）之食物亦可能發生高血壓危象，詳細內容可參見本書食物與藥物交互作用章節。

7 情緒作用劑

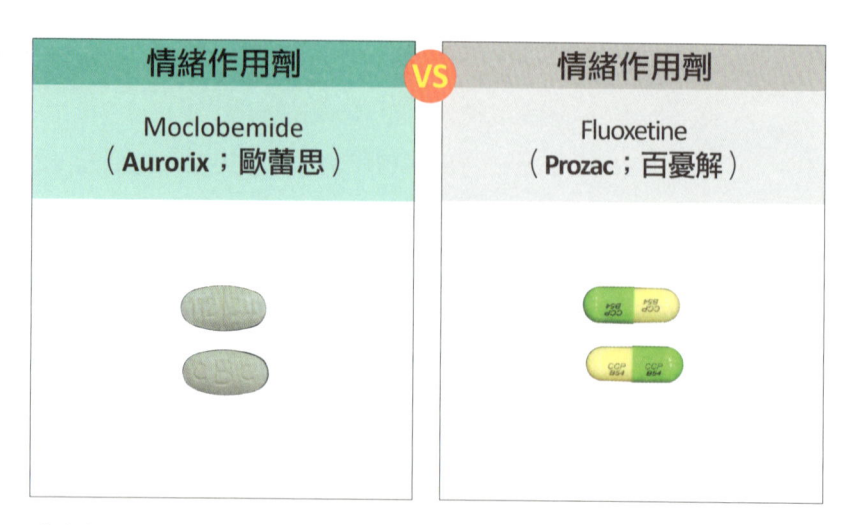

情緒作用劑	VS	情緒作用劑
Moclobemide （Aurorix；歐蕾思）		Fluoxetine （Prozac；百憂解）

案例

陳女士，39 歲，因為患有雙極性情感疾病（bipolar disorder），服用抗憂鬱藥 moclobemide（Aurorix；歐雷思錠）一天 2 次，持續半年。但因歐雷思錠仍無法完全控制陳女士的憂鬱情形，因此醫師幫陳女士加入另一種抗憂鬱藥 Fluoxetine（Prozac；百憂解）20mg，每天 1 次。並囑咐陳女士在服用百憂解兩個劑量之後，要將百憂解劑量調高至 60 mg 每天 1 次，並將歐雷思錠劑量減為 150 mg 每天 2 次。

陳女士在遵照醫師指示併用兩種況憂鬱藥後第 5 天，開始出現盜汗、顫抖、意識不清、發燒和四肢痙攣的症狀。陳女士的家人緊急將她送到醫院急救，醫師診斷陳女士症狀為血清素毒性症候群（serotonin syndrome），並以 chlorpromazine（Winsumin；穩舒眠）治療數天後，才穩定原本危險的狀況。

Moclobemide（Aurorix，歐蕾思)為A型可逆性單胺氧化酶抑制劑（Monoamine oxidase inhibitor；MAOIs）。單胺氧化酶抑制劑這類藥品在憂鬱的治療已有很長的一段歷史，相較其他抗憂鬱藥，這類藥對非典型憂鬱的治療特別有效。MAOIs也被用於帕金森氏病和一些其他疾病的治療。但許多食物和藥物可以逆轉MAOIs的作用，可能會導致嚴重的血壓升高，服用藥物期間應限制飲酒及乳酪食物。

特異性血清素再吸收抑制劑（Specific serotonin reuptake inhibitors, SSRIs）這類藥物選擇性地抑制突觸前神經元，提高體內血清素的濃度。這類藥物包括：Fluoxetine（Prozac；百憂解）、Paroxetine（Seroxat；克憂果）等。

特異性血清素再吸收抑制劑（SSRIs）會與單胺氧化酶抑制劑（MAOIs）二者併用會產生藥物交互作用，**造成血清素毒性症候群（serotonin syndrome），症狀包括：高燒、僵硬、肌肉抽動、昏迷、甚至死亡**。若要以SSRIs來取代MAOIs治療，至少要MAOIs停藥2周以上，才能開始使用SSRIs作為抗憂鬱治療。

7 情緒作用劑

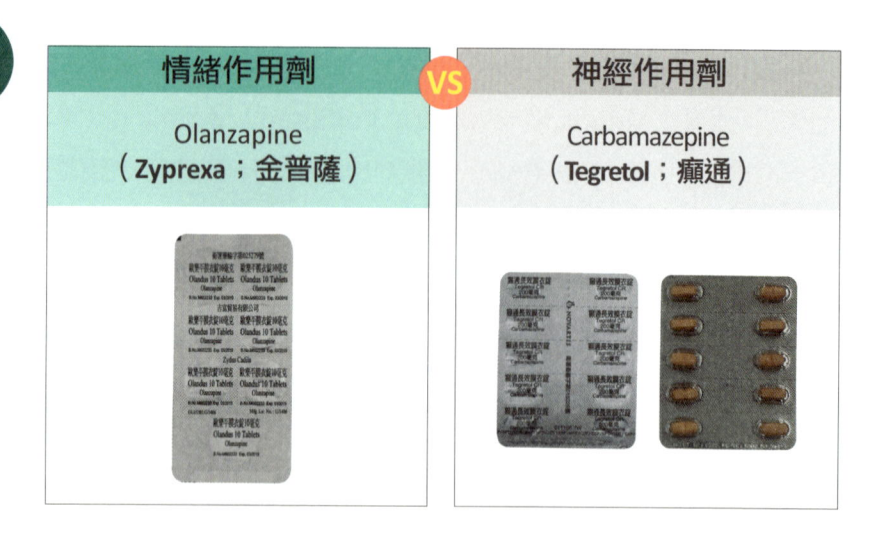

情緒作用劑	VS	神經作用劑
Olanzapine （Zyprexa；金普薩）		Carbamazepine （Tegretol；癲通）

案例

　　阿舜，47歲，為一資深舞台劇演員，15歲時因常有幻聽及看見一些不存在的影像而至身心科就醫，被診斷為思覺失調症（schizophrenia），服藥控制至今也算穩定。

　　去年阿舜開始感到臉頰有陣發性疼痛，且疼痛相當劇烈，常令他無法專注工作，阿舜至牙科診所進行一連串牙科檢查，甚至拔除智齒且服用了多種止痛藥物，但也不見改善。某日上午至藥局自行購買止痛藥時，藥師聽了阿舜的描述後轉介至神經科，才被診斷出三叉神經痛（trigeminal neuralgia），且在用藥前還要再等基因檢測方可使用。

　　在對症用藥後，阿舜的疼痛問題終於大幅改善。但幾天後，阿舜精神狀況又再異常，幻聽幻覺的頻率增加，回診身心科調整劑量，仍不見明顯改善，讓阿舜困擾不已。

本文作者 陳仲揚藥師

　　阿舜服用的思覺失調症治療藥物為 Olanzapine（Zyprexa；金普薩），為一選擇性單胺類拮抗劑（selective monoaminergic antagonist）而對多種受體具親和性，可用於思覺失調症治療及預防雙極性疾患復發。而之後服用的三叉神經痛藥物為 Carbamazepine（Tegretol；癲通），此藥原為抗癲癇藥物，也可有效緩解大部分三叉神經痛患者的陣發性疼痛，但此藥可能會引發極嚴重之藥物不良反應，如史帝文生—強生症候群（Stevens-Johnson Syndrome, SJS）及毒性表皮溶解症（toxic epidermal necrolysis, TEN），這些不良反應與基因 HLA-B *1502 具高度相關，因此使用前常進行基因檢測，確認後再用藥。

　　因金普薩為細胞色素 P450 3A4 抑制劑及 1A2 受質，而癲通則為細胞色素 P450 3A4 受質及 1A2 誘導劑，**當兩藥物合併使用時將互相影響，導致金普薩效用下降及提高癲通之毒性反應**。阿舜便是因為上述之交互作用，使得原來之身心科藥物效用未達預期，造成症狀復發。

7 情緒作用劑

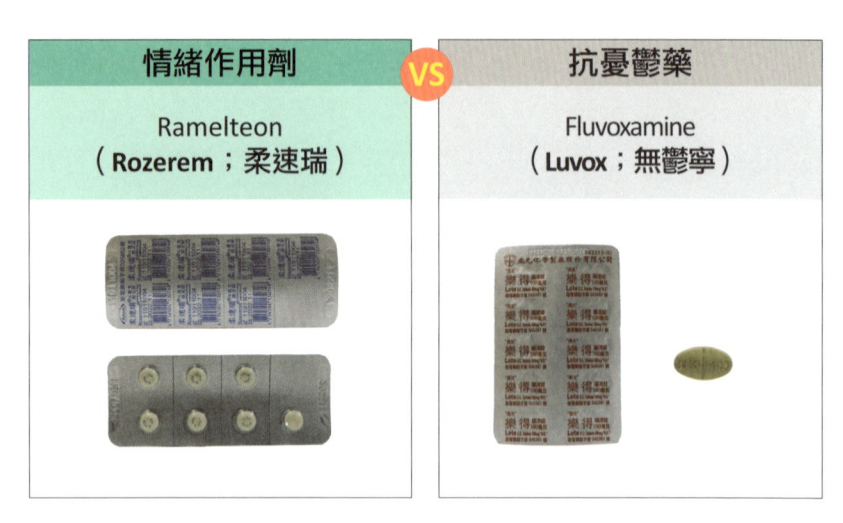

情緒作用劑 VS 抗憂鬱藥
Ramelteon（Rozerem；柔速瑞） ／ Fluvoxamine（Luvox；無鬱寧）

案例

　　張奶奶，67 歲，個性謹慎小心。年輕時從事會計的工作，已退休多年，長年有不容易入睡的失眠問題。這幾年台灣因為有更安全的安眠藥──褪黑激素受體致效劑 Ramelteon（Rozerem；柔速瑞），所以在 2 年前開始在診所購買 Ramelteon 8 mg/ 顆，每天睡前服用 1 顆。最近，張奶奶開始出現情緒低落、易怒，甚至出現反覆清點財務等強迫症行為（obsessive-compulsive disorder, OCD），他的先生也注意到她常常焦躁不安，因此帶張奶奶尋求精神科醫師的協助。醫師開立抗憂鬱藥 Fluvoxamine（Luvox；無鬱寧）50 mg 每天顆，持續使用幾天後，張奶奶卻出現頭暈、噁心、疲倦、頭痛的不舒服症狀，詢問醫院藥師的結果，才知道是 Ramelteon 和 Fluvoxamine 併用產生交互作用了。

　　褪黑激素（melatonin）是由松果腺（pineal gland）所分泌，與晝夜節律的調節有關，具有促進睡眠的作用。褪黑激素受體（melatonin receptors, MT）位於下視丘的視

交叉上核（suprachiasmatic nucleus），MT1 受體負責調控生理時鐘，而 MT2 受體負責傳達光線對人體的反應，各司其職。當人體的褪黑激素受體被活化，便能感受光線，進而調整日夜週期。Ramelteon 是一種選擇性的褪黑激素受體活化劑，它對於 MT1 及 MT2 受體親和性是褪黑激素（melatonin）的 3 至 16 倍。目前衛生福利部核准 Ramelteon 用於「治療入睡困難型失眠」，不屬於健保給付，須自費購買。一般建議於睡前 30 分鐘內服用 Ramelteon 4 至 8 mg，每天不超過 8 mg。Ramelteon 要經肝臟酵素 CYP1A2 代謝，少部分經 CYP2C 及 CYP3A4 代謝，因此 CYP1A2、CYP2C 或 CYP3A4 酵素的誘導劑或抑制劑皆會影響 Ramelteon 的濃度。

　　Fluvoxamine 是一種選擇性血清素再吸收抑制劑的抗憂鬱藥，同時也能治療強迫症。然而 Fluvoxamine 也是一種強力的 CYP1A2 酵素抑制劑，當合併 Ramelteon 一起使用時，**Ramelteon 的代謝酵素 CYP1A2 會被 Fluvoxamine 抑制**，造成血中濃度升高，因此產生頭暈、噁心的副作用。根據研究文獻，連續 3 天服用 Fluvoxamine 100 mg 每日 2 次後，接著併用 Ramelteon 16 mg，則 Ramelteon 的 AUC（藥物暴露量的度量方式）會比單獨使用 Ramelteon 增加 190 倍左右，Cmax（最高血中濃度）則約為 70 倍。因此，Ramelteon 不應與 Fluvoxamine 合併使用，為使用禁忌。

7 情緒作用劑

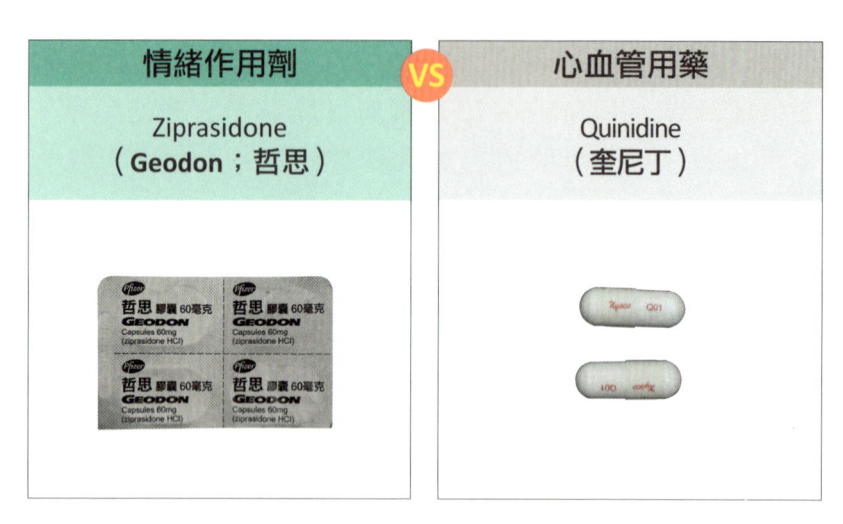

情緒作用劑
Ziprasidone
（Geodon；哲思）

VS

心血管用藥
Quinidine
（奎尼丁）

案例

　　彭太太，43 歲，自大學二年級開始被診斷患有雙極性情感疾患（bipolar disorder），平日有服用情緒作用藥劑及安眠藥進行疾病控制。近日因手麻及肌肉痙攣於診所就醫，在向醫師描述問題的過程中，因認為自己的精神疾患與此次就醫無直接關係，因此並未向醫師提及長期服用身心科藥物及病史。回至家中，彭太太依照醫師指示規律服用藥物，卻在數日後早晨突然感到不適、昏厥，家人緊急將其送至醫院急診治療，甚至因此轉入加護病房進行後續處置。

　　此案例在送至醫院後，被診斷為嚴重之心室性不整脈（ventricular arrhythmia），經醫院藥師審視其用藥後，發現服用之身心科藥物含有Ziprasidone（Geodon；哲思）成分，具有提高服藥者心電圖QT間期延長的風險，而自行再至診所就醫領取之藥物則含有Quinidine（奎尼丁）之成分，此藥物亦為另一個具有QT間期延長風險藥物，當兩者

同時併服時，將加成提升QT間期延長及嚴重心室性不整脈發生之可能性。

　　許多精神科藥物都具有提高心電圖QT間期延長風險，因此建議就醫時，務必詳細告知醫師及藥師目前服用之藥物，以避免相關之交互作用風險。**當患者發生QT間期延長時大多看不出明確症狀，僅部分患者可能發生抽筋、暈倒、心律不整，而有少數人則可能出現心臟停止、猝死，因此其嚴重性不可不知。**

常見與 QT 間期延長風險相關之身心科藥物

- **典型抗精神病藥物**
  - Chlorpromazine（Wintermin；穩他眠）
  - Haloperidol（Haldol；好度錠）
  - Sulpiride（Dogmatyl；脫蒙治）
  - Thioridazine（Melleril；美立廉）

- **非典型抗精神病藥物**
  - Ziprasidone（Geodon；哲思）
  - Paliperidone（Invega；思維佳）

- **其他**
  - Lithium（Calith；鋰鹽）

Part 2
中藥與西藥交互作用

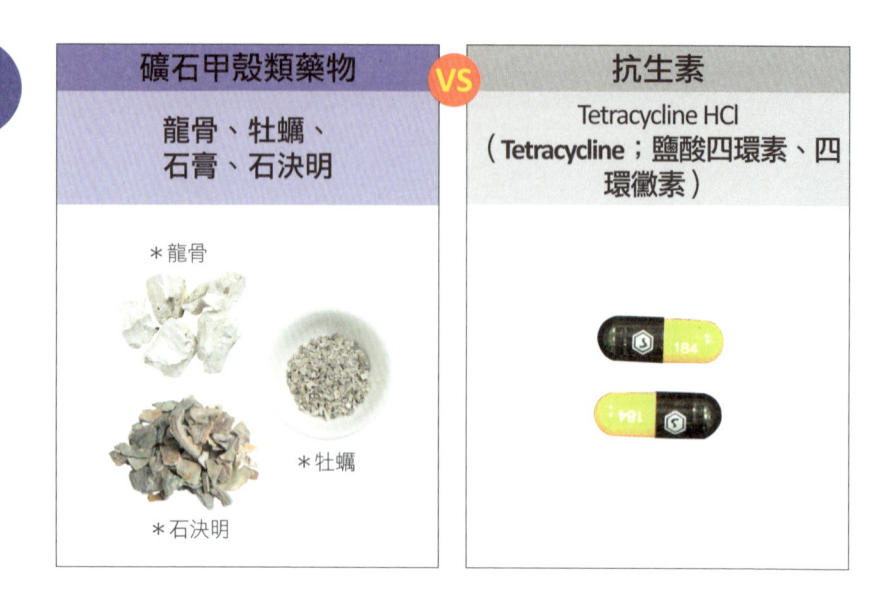

礦石甲殼類藥物	VS	抗生素
龍骨、牡蠣、石膏、石決明		Tetracycline HCl（**Tetracycline**；鹽酸四環素、四環黴素）

＊龍骨
＊牡蠣
＊石決明

案例

　　陳小姐，33歲，是一位電腦工程師。日前因長時間值班熬夜工作，出現青春痘等皮膚問題，到醫院皮膚科看診，又因為睡眠障礙問題同時看診中醫；中醫師針對其睡眠障礙處方龍骨、牡蠣等中藥，西醫師針對青春痘皮膚問題，開了四環黴素給她服用，用於治療青春痘皮膚毛囊發炎。陳小姐仔細閱讀西藥袋上注意事項內容，寫著：「四環黴素應避免與含有鋁、鎂、鈣的制酸劑，或牛奶、鐵劑（包括含鐵的維生素）、鈣片、鎂離子軟便劑等藥物或食物併服。」陳小姐詢問中藥和西藥有無交互作用？

　　西藥Tetracycline HCl（Tetracycline；鹽酸四環素、四環黴素）能與鈣離子形成不溶性鹽類而降低其溶解度，使四環黴素療效降低。所以藥袋上會加註「四環黴素應避免

本文作者 何銘喜藥師

與含有鋁、鎂、鈣的制酸劑，或牛奶、鐵劑（包括含鐵的維生素）、鈣片、鎂離子軟便劑等藥物或食物併服」的注意事項。

中藥龍骨、牡蠣、石膏、石決明等為**礦石甲殼類藥物**，含鈣較多，若與四環黴素同時併服會形成不溶性鹽類而降低其溶解度，使四環黴素藥物的療效降低。

建議處理方式為隔開服用，時間至少間隔30分鐘至2小時。

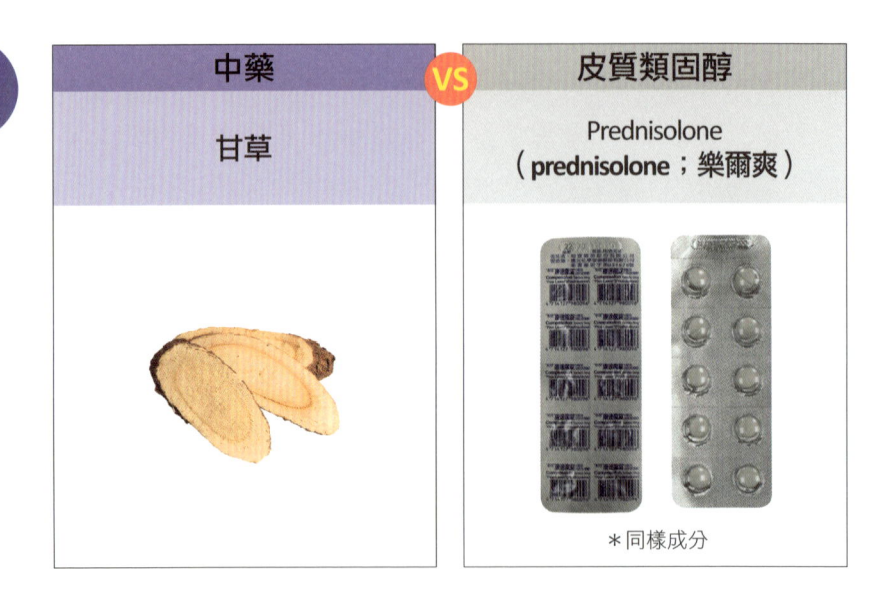

中藥	VS	皮質類固醇
甘草		Prednisolone（prednisolone；樂爾爽）

＊同樣成分

案例

邱先生，66 歲，大理石工廠業務人員，有高血壓、糖尿病問題，長期使用高血壓藥、糖尿病藥控制病情。平常已使用非常多種西藥，近來因自覺偶有心律不整、心悸、肌肉緊張、腹痛等狀況，心想西藥已經使用這麼多種，那麼這次的問題找中醫處理好了，轉而求診中醫。中醫師針對邱先生所提問題，處方了炙甘草湯、白芍藥、甘草等中藥。邱先生拿到中藥後心生疑問，藥單裡面甘草為何出現 2 次，會不會使用太多？甘草又會與哪些西藥產生交互作用？

針對邱先生的第一個問題，藥單裡面為何甘草出現2次？甘草，稱得上中藥的百搭之王，許多著名方劑，皆含有甘草，所以有「國老」的稱號。炙甘草湯屬方劑中的複方藥品，出典於漢代張仲景《傷寒論》，原文：「傷寒，

脈結代，心動悸，炙甘草湯主之。」臨床多用於心臟疾病，如各種心律失常、心悸等。甘草屬單味藥，**處方中炙甘草湯與甘草是兩個不同藥品**。中醫師因病情需求，會把這兩個藥品開立在處方當中。

至於邱先生的第二個問題：甘草跟哪些西藥會產生交互作用？甘草與糖化皮質類固醇（Hydrocortisone）併用，甘草中成分甘草素（Glycyrrhizin）會抑制糖化皮質類固醇代謝，而增加其濃度。甘草與Prednisolone（prednisolone；樂爾爽）併用，**甘草中成分甘草素（Glycyrrhizin）會降低樂爾爽清除率，而增加其濃度**。皆因鈉水滯留的水腫，造成血壓控制不良，建議處理方式為避免併用。

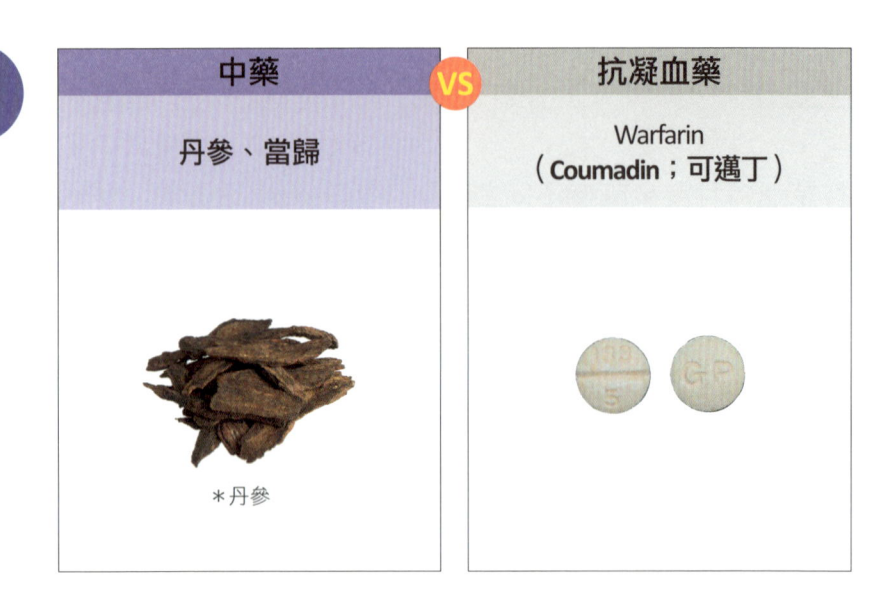

中藥	抗凝血藥
丹參、當歸	Warfarin（Coumadin；可邁丁）

＊丹參

案例

　　林先生，69 歲，是一位退休人士。2 年前，因為發生嚴重的心房纖維顫動，心臟內科醫師幫他開了抗凝血藥 Warfarin（Coumadin；可邁丁），來治療血栓性栓塞症。最近他至東部旅行參觀藥用植物種植農場，解說員簡介過程中提到農場種植作物中有丹參、當歸。林先生非常重視自我健康照護，也收集許多丹參、當歸對心血管作用的訊息，考慮採用新鮮丹參、當歸來作藥膳食材，透過食療來改善自己的心血管問題。因不知丹參、當歸與抗凝血藥可邁丁是否產生交互作用，而至藥局作諮詢。

　　丹參是常用的活血化瘀類中藥，因為活血化瘀的功效顯著，所以素有「一味丹參，功同四物」的說法。丹參功用包括：活血祛瘀、調經止痛、養血安神、涼血消癰。丹參主治：婦女月經失調、痛經、經閉、產後瘀血腹痛、心

本文作者 何銘喜藥師

腹疼痛、跌打損傷。

而當歸功效包括：補血活血，調經止痛，潤腸通便。主治：血虛、血瘀諸症；眩暈頭痛，心悸肢麻，月經不調，經閉，痛經，崩漏，結聚，虛寒腹痛，現代亦把當歸用於治療冠心病。因其應用層面廣泛，所以中醫師於中藥處方中開立機會非常高，而藥膳食材搭配中藥材時亦常被採用，與西藥產生可能交互作用亦需多加關注。

丹參基原為唇形科（Labiatae）植物丹參的根，**丹參與抗凝血藥Warfarin（Coumadin；可邁丁）併用可產生加成性抑制凝血作用**，可能增加國際標準化比值（INR）及凝血酶原時間（PT）。可能交互作用的機轉是丹參降低可邁丁的排除，建議處理方式為避免併用。

當歸（Angelica sinensis）基原為繖形科（Umelliferae）植物當歸的根，藉由抑制血小板活性和凝集而產生抗血栓效果，因此若正在接受可邁丁治療，應當避免服用當歸，以防止不良反應發生。

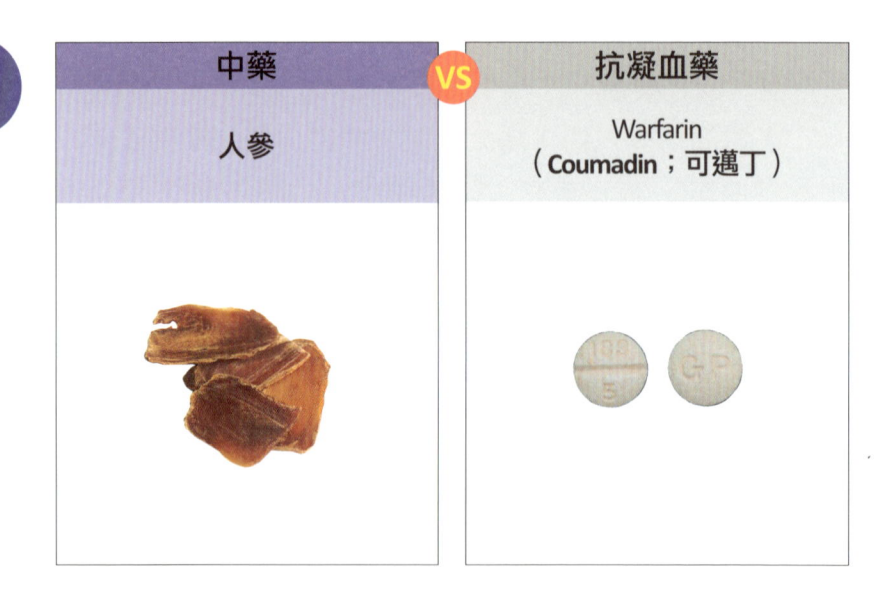

中藥	VS	抗凝血藥
人參		Warfarin（Coumadin；可邁丁）

案例

吳先生，67 歲，是一位退休銀行經理，有 7 年糖尿病史，目前規律至醫院回診。因曾患有缺血性腦中風，神經內科醫師為預防他再次中風，處方 Warfarin（Coumadin；可邁丁）控制中。最近年節接近，好朋友知道吳先生多年健康問題，想要替好朋友補一補，期望對老友的健康問題能有幫助，於是送了一盒人參禮盒。吳先生家人收到人參禮盒後，不知道人參是否適合吳先生使用，於是到醫院詢問。

人參（GINSENG RADIX）：台灣中藥典第二版，收載基原為五加科（Araliaceae）植物人參（Panax ginseng C.A.Meyer）的乾燥根，栽培者稱「園參」，野生者稱「野山參」。因加工方法不同可分為二種：曬乾或烘乾為白參，蒸製乾燥為紅參。

人參具有增強體能、疏解壓力及改善情緒等功能。人參皂苷（Ginsenosides）是人參主要活性成分，每一種皂苷的藥理活性視人參生長情形和萃取技術而定。雖然在人體內人參的正確藥理作用尚未完全明瞭，但經由體外和動物的研究顯示：人參具有促進腎上腺荷爾蒙的合成（Adrenal hormone synthesis）、降低血糖濃度和促進免疫調節機能之藥效。會影響血小板的附著和血液凝固，人參已證實對血液的凝固作用具有增加及降低的雙重效用。

有報告指出**服用人參的患者，併用可邁丁後其國際標準化比值（INR）降低50%**，所以兩者併用時，應當嚴密監測國際標準化比值（INR）值，觀察增加或減少可邁丁的抗凝血作用，並**觀察是否有異常出血狀況發生**，若出現嚴重關節腫脹或皮膚瘀青，請立刻就醫。用藥期間需遵照醫師指示，定期監測PT（凝血酶原時間）及或國際標準化比值（INR）。

人參也可降血糖，可能交互作用結果為降血糖作用的加成，建議處理方式為調整劑量，注意是否發生低血糖反應，如頭暈、臉色蒼白、發抖、冒冷汗、心悸、心跳加速、飢餓感、軟弱等。

中藥	VS	安眠鎮定劑
麻黃		Barbiturates（巴比妥）

＊同樣成分

案例

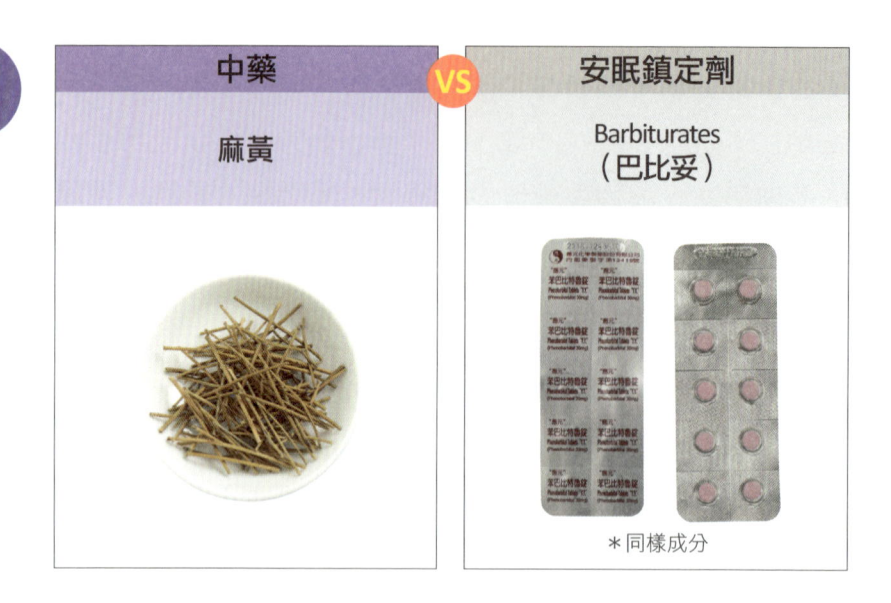

廖先生，47歲，是一位公車司機。平時因為工作時間長、壓力大，有睡眠障礙及血壓問題，求診家醫科。醫師處方降血壓及鎮靜安眠藥物，血壓及睡眠障礙問題穩定調控中。最近天冷風寒，感覺有感冒流鼻水症狀求診中醫，醫師處方小青龍湯（內含麻黃），使用後自覺血壓有些波動，睡眠亦受影響。打電話至藥局諮詢，詢問中西藥併用是否會產生交互作用，對血壓及睡眠是否產生影響。

麻黃（EPHEDRAE HERBA），台灣中藥典第二版，收載基原為麻黃科（Ephedraceae）植物：草麻黃（Ephedra sinica Stapf.）、木賊麻黃（Ephedra equisetina Bge.）和中麻黃（Ephedra intermedia Schrenk et CA, Mey.）的乾燥草質莖。生物鹼含鹽酸麻黃鹼（Ephedrine HCl）及鹽酸偽麻黃

鹼（Psuedoephedrine HCl）。用途分類為：解表藥（發散風寒）。麻黃鹼對心血管作用和腎上腺素相似，能興奮心臟，收縮血管，升高血壓；對中樞神經系統有明顯的興奮作用，可引起興奮、失眠、不安。小青龍湯（內含麻黃）效能：解表散寒、溫肺化飲。適應症：外感風寒、內停水飲、惡寒發熱、無汗、咳嗽氣喘、痰白清稀。可應用於感冒、流感、支氣管炎、氣喘等。

麻黃若與巴比妥（Barbiturates）類藥物併用，因麻黃具中樞興奮作用與西藥產生拮抗作用，**易引起失眠**。建議處理方式為避免併用。

麻黃若與乙型交感神經阻斷劑（ß-blockers；ß阻斷劑）類降血壓藥物併用，因麻黃具擬交感神經作用劑的功效，將使血壓不易控制。建議處理方式為監控血壓或避免併用。

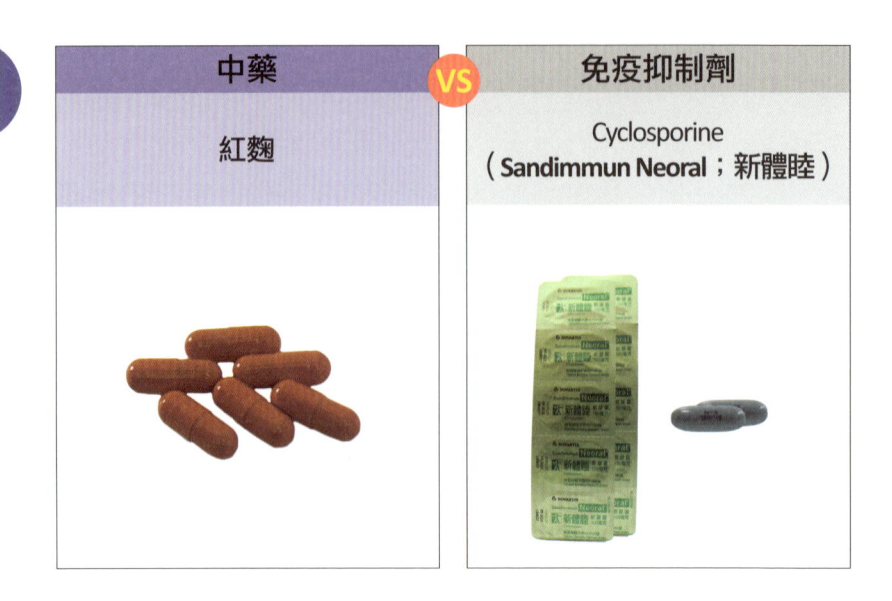

中藥	VS	免疫抑制劑
紅麴		Cyclosporine（Sandimmun Neoral；新體睦）

案例

美莉，28 歲，3 年前因為腎臟移植，須長期服用免疫抑制劑 Cyclosporine（Sandimmun Neoral；新體睦）和類固醇來防止體內器官出現排斥反應。由於長期使用這些抗排斥藥物，造成美莉肥胖和高血脂症的問題。美莉聽朋友說健康食品紅麴可以降血脂肪，健康食品比較不會像藥品一樣造成腎臟負擔，因此美莉開始在網路購買紅麴產品食用。就在美莉連續服用紅麴製品 2 個月後，開始感覺到下肢痠痛，甚至無力。美莉回到醫院檢查時，醫師發現美莉血中的血清肌酸激酶（creatine kinase, CK）高達 1,050 U/L。

Cyclosporine（Sandimmun Neoral；新體睦）也稱為「環孢菌素」或「環孢黴素」，由於可以抑制 T 細胞的活性與生長，產生抑制免疫系統活性的作用，因此被廣泛應用於預防器官移植的排斥反應。除了用於移植時免疫抑制外，它還可用於治療牛皮癬、嚴重異位性皮膚炎、類風溼性關

節炎和其他的免疫系統相關疾病。然而，Cyclosporine 是一種代謝酵素 CYP 3A4 的抑制劑，當它與須透過 CYP 3A4 來代謝的藥品一起併用時，就會造成併用的藥品血中濃度增加、副作用增加。

　　紅麴雖然是保健食品，但紅麴和降血脂藥史塔汀（statin）都含有莫那可林 K（Monacolin K）。莫那可林 K 是一種前驅物，本身並無活性，但經體內水解改變構造後，就會變成具活性的物質 MVA（Mevalonic Acid），而發揮降脂作用。紅麴或降血脂藥史塔汀（statin）降血脂功效，機轉是透過抑制 HMG-CoA 還原酵素（HMG-CoA reductase）活性，阻止 HMA-CoA 形成 mevalonate。但這過程除了讓膽固醇無法合成外，許多中間產物的形成也相對受到影響而減少，中間產物是指一群能能維持肌肉細胞功能的「isoprenoids」，如：ubiquinone（coenzyme Q10）、dolichol、farnesyl PP，可能導致肌肉細胞加速凋亡與橫紋肌溶解。

　　當紅麴和 Cyclosporine（Sandimmun Neoral；新體睦）併用時，用來代謝紅麴的酵素 CYP 3A4 被 Cyclosporine（Sandimmun Neoral；新體睦）抑制，紅麴的活性代謝物 Mevalonic Acid 在血液中濃度增加，就**可能會發生肌肉疼痛和血清肌酸激酶**（creatine kinase, CK）**上升的現象**；若大量肌蛋白釋放至循環系統，亦可能導致橫紋肌溶解症。使用 Cycloporine（Sandimmun Neoral；新體睦）的病人如果必須併用紅麴或史塔汀（statin）類降血脂藥物時，降血脂類劑量每天不可超過建議劑量。

中藥	VS	降血脂藥
紅麴		Rosuvastatin（Crestor；冠脂妥）

案例

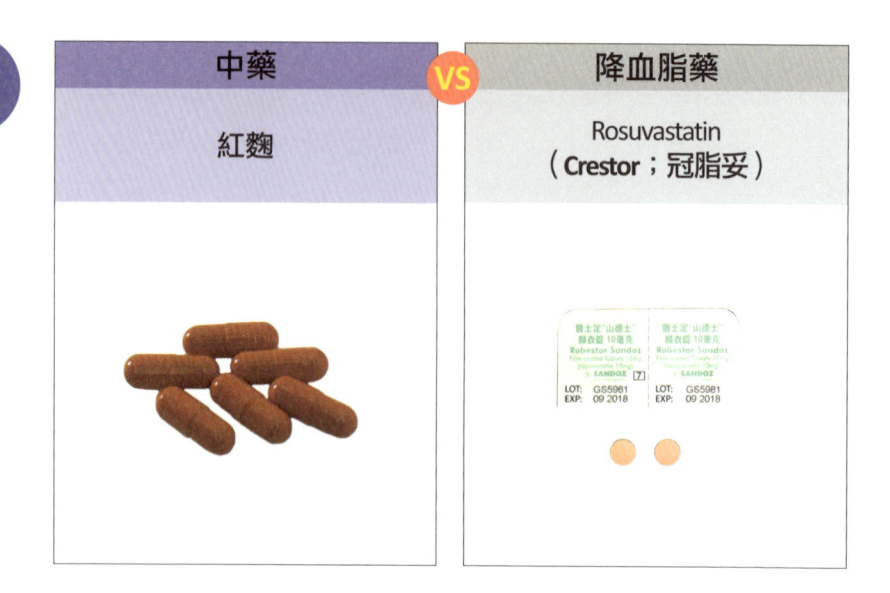

劉先生，63 歲，從事業務工作，交際活動中時常暴飲暴食，面臨三高問題，固定於家醫科就診，領取連續處方內含 Statin（史塔汀）類藥物。因求好心切同時求診中醫，中醫師處方壽美降脂一號膠囊 1 粒、一天 1 次。至藥物諮詢室詢問，中藥壽美降脂一號膠囊和目前使用中的西藥能不能一起使用。

《本草綱目》記載：「紅麴主治消食活血、健脾燥胃、治赤白痢、下水穀」。《中藥大辭典》亦記載「紅麴主治活血化瘀、健脾消食；治產後惡露不淨，瘀滯腹痛，食積飽脹」，為一中醫「藥食同源」的代表。壽美降脂一號膠囊，為中藥藥品許可較新劑型，每顆膠囊含有 600 mg 紅麴，內含 Lovastatin 5.76 mg。而且市面上亦常見含紅麴的保健食品，含有史塔汀類藥物成分 Lovastatin。口服時可

調整體內的膽固醇，幫助高膽固醇的人降低血脂肪。**當與其他史塔汀類藥物併用時，會增加史塔汀類藥物副作用的風險。輕微有肌肉疼痛、無力情況；嚴重時可能導致橫紋肌溶解。**若有併用需應特別注意。

紅麴若併用肝臟代謝酵素**CYP3A4抑制劑**，如：Ritonavir（Novir；諾億亞）、Cyclosporine（Sandimmun Neoral；新體睦）、鈣離子阻斷劑diltiazem（Cardizem；迪太贊）、verapamil（Isoptin SR；心舒平）、抗黴菌藥Itraconazole（Sporanox；適撲諾）、Fluconazole（Diflucan；氟可那挫），**可能增加橫紋肌溶解的發生率。**

建議處理方式為針對用藥內容請教醫師或藥師，是否有同類藥物同時使用或併用抑制CYP3A4的藥物。應避免同時併用，以降低副作用產生機會。

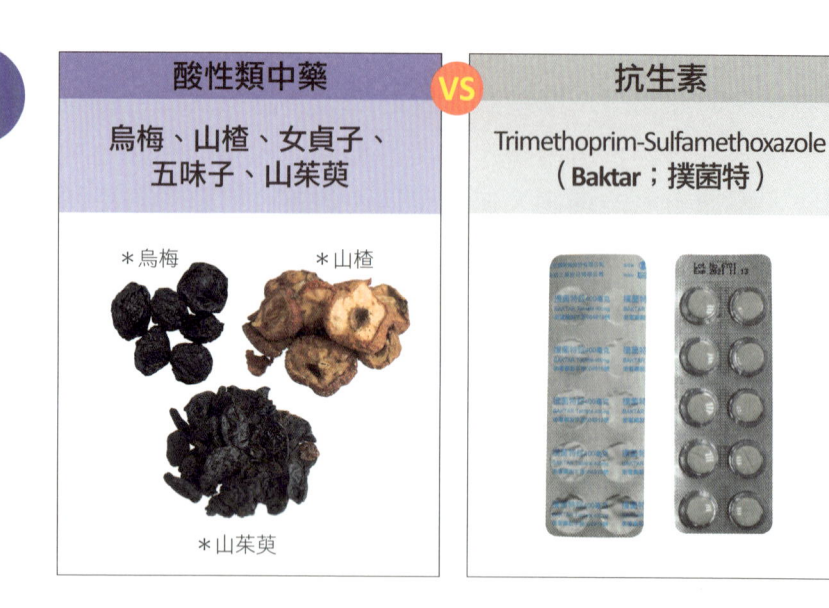

酸性類中藥	VS	抗生素
烏梅、山楂、女貞子、五味子、山茱萸		Trimethoprim-Sulfamethoxazole（Baktar；撲菌特）

*烏梅　*山楂　*山茱萸

案例

　　廖小姐，33歲，銀行櫃員，因工作關係不方便上洗手間，有長時間憋尿習慣。最近因尿急、頻尿、少尿，腰背或腹部疼痛，伴隨排尿時尿道有疼痛及灼熱感，求診泌尿科。醫師診斷為泌尿道感染，處方磺胺類藥物 Trimethoprim-Sulfamethoxazole（Baktar；撲菌特），每天2次，一次2顆。廖小姐曾看過雜誌報導，蔓越莓的果汁可用來預防泌尿道感染，因為她自己非常喜歡喝烏梅汁，心裡想說蔓越莓的果汁和烏梅汁都是酸性口感飲料，不知道烏梅汁和目前使用中的西藥能不能一起使用？

　　烏梅（MUME FRUCTUS Dark Plum Fruit），台灣中藥典第二版，收載基原為薔薇科（Rosaceae）植物：梅 Prunus mume（Sieb.）et Zucc.之乾燥近成熟果實。所含檸檬酸（Citric acid）不得少於12%。用途分類：收澀藥。用

量：6至12公克。功效：斂肺止咳，澀腸止瀉，安蛔止癢，生津止渴。

　　烏梅、山楂、女貞子、五味子、山茱萸、川芎茶調散等酸性類中藥，**若和制酸劑（Antacids）同時服用**，因中西藥產生酸鹼中和反應，**會降低療效**。建議處理方式為隔開服用，避免藥物在腸道內產生反應。

　　烏梅、山楂、女貞子、五味子、山茱萸等，**和磺胺類藥（Sulfonamides）一同服用**，因中藥呈酸性，**會使尿液酸化**，有增加尿形成結晶的風險，可能產生尿道刺激、血尿、尿痛、尿閉等狀況，造成腎功能損害。建議處理方式為避免併用。

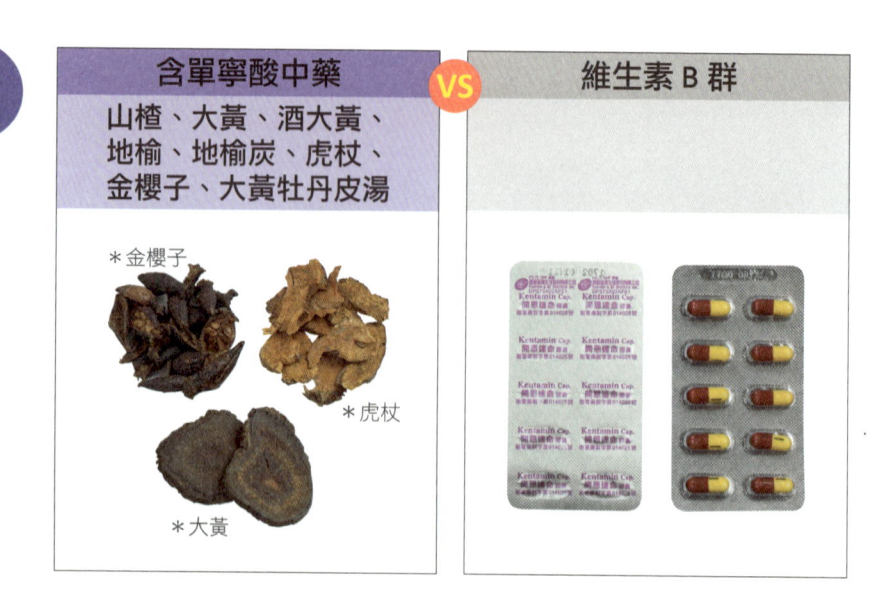

含單寧酸中藥	VS	維生素 B 群
山楂、大黃、酒大黃、地榆、地榆炭、虎杖、金櫻子、大黃牡丹皮湯		

*金櫻子　*虎杖　*大黃

案例

邱小姐，26 歲，摩登年輕上班族，沒有嚴重健康問題。只因工作繁忙，長時間緊盯電腦螢幕，操作鍵盤滑鼠輸入文字工作，手部小關節偶爾出現小刺痛感，自覺需補充神經營養，想買維生素 B 群作補充。又聽說中醫有些藥物能對筋骨痠痛、刺痛狀況作調養，想了解有哪些中藥會對她想使用的維生素 B 群，產生交互作用影響。

中藥若含單寧酸（Tannin），會使維生素B₁（又稱硫胺素，Thiamine）產生沉澱，造成西藥療效降低。山楂、大黃、酒大黃、地榆、地榆炭、虎杖、金櫻子、大黃牡丹皮湯等中藥，皆含有單寧酸（Tannin），不建議與維生素B群併用，因會使維生素B₁產生沉澱，**造成療效降低**，建議隔開服用。

富含單寧酸食物也必須留意，多存在於柿子、葡萄皮、石榴、番茄、梨、紅覆盆子、蔓越莓、藍莓等，味苦澀、有特殊氣味。茶葉亦富含「單寧酸」，有喝濃茶習慣的人也要注意，會與食物中的鐵質發生作用，進而影響對鐵質的吸收，長久影響，易造成貧血。另柿子中含有單寧酸，空腹時若吃了大量的柿子，會使腸胃中的蛋白質凝固變性，造成不能被消化的柿石，產生所謂的「柿石症」。

傳統農民曆食物相剋中毒圖的趣味圖案，呈現的是先民的生活經驗法則。經由現代科學的研究，讓我們避免藥物與藥物、藥物與食物、食物與食物間可能產生的交互作用。

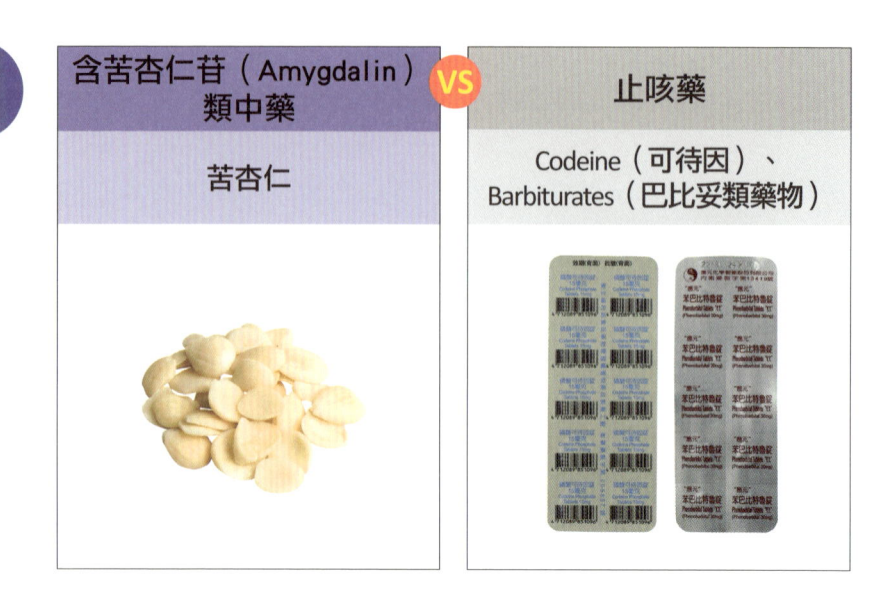

含苦杏仁苷（Amygdalin）類中藥	VS	止咳藥
苦杏仁		Codeine（可待因）、Barbiturates（巴比妥類藥物）

案例

　　許先生，51 歲，因最近天氣變化日夜溫差大，不小心感冒，咳嗽情形非常嚴重，甚至咳到影響睡眠。西醫看診後針對咳嗽、睡眠問題，醫師處方 Codeine（可待因）、Barbiturates（巴比妥類藥物）。許先生聽朋友說杏仁茶對咳嗽有幫助，建議他嘗試看看，許先生想了解杏仁茶與醫師開的藥物會產生交互作用嗎？

　　苦杏仁〔ARMENIACAE AMARUM SEMEN（Bitter Apricot Seed）〕，台灣中藥典第二版，收載基原為薔薇科（Rosaceae）植物：山杏（Prunus armeniaca L. var. ansu Maxim.）、西伯利亞杏（Prunus sibirica L.）、東北杏（Prunus mandshurica（Maxim.）Koehne）或杏（Prunus armeniaca L.）之乾燥成熟種子。所含苦杏仁苷

（Amygdalin）不得少於 3.0%。用途分類：祛痰藥（止咳平喘）。用量：3至10公克（水煎服）。注意事項：不宜生用，以免氫氰酸中毒，內服生杏仁60粒可致命。

藥理作用：苦杏仁苷（Amygdalin）口服後會分解產生少量氫氰酸，能抑制咳嗽中樞達到鎮咳平喘作用。苦杏仁有毒性的原因，主要是因為苦杏仁內所含的苦杏仁苷，受到杏仁中苦杏甙酶水解後，產生氫氰酸化合物引發毒性反應，出現抑制人體細胞內氧化、麻痺呼吸中樞的情形。

杏仁又可分為甜杏仁（南杏）、苦杏仁（北杏）二種，甜杏仁低毒、能藥食兼用；而苦杏仁雖然毒性較高，若是正確調製、掌握用量，與甜杏仁相較下能發揮較強藥效。

杏仁是傳統中藥，能發散風寒、止咳平喘、清熱解毒和通便。杏仁富含維生素A、B、C和鈣、磷、鐵等多種礦物質，能加強記憶，減輕憂鬱失眠，防止貧血。桃仁、白果、杏仁、木薯、枇杷葉等含氰苷類（cyanide）中藥與中樞抑制劑、中樞鎮咳劑、鎮靜安眠藥如：Morphine（嗎啡）、Codeine（可待因）、Barbiturates（巴比妥類）同時服用時，**可能造成氰苷類（cyanide）所引起呼吸中樞抑制作用增強**。與Morphine（嗎啡）、Codeine（可待因）、Pethidine（配西汀）建議處理方式為調整劑量；與Barbiturates（巴比妥類）建議避免併用。

含烏頭鹼（Aconitine）類中藥	VS	心血管用藥
川烏、草烏及附子及其製劑		Digoxin（Lanoxin；隆我心；俗稱毛地黃）

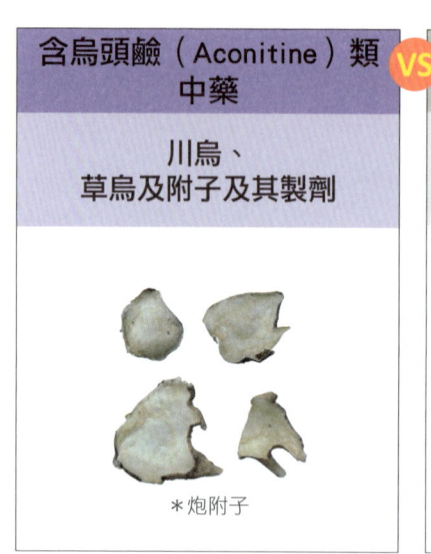

＊炮附子

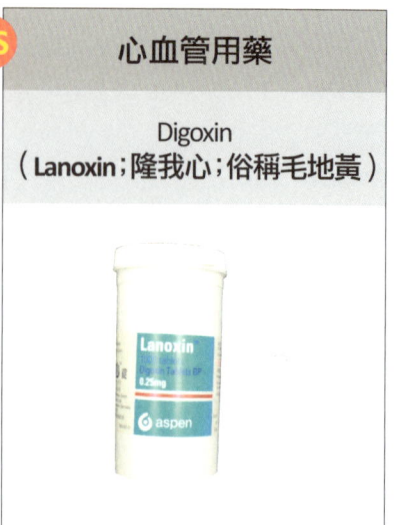

案例

趙奶奶，79歲，因心衰竭問題曾求診心臟內科，目前針對心衰竭問題，使用Digoxin（Lanoxin；隆我心；俗稱毛地黃）穩定調控中。最近隆冬季節特別感覺四肢手腳冰冷、筋骨痠痛、精神體力有些虛弱感。因平時有就診中醫習慣，家人想透過中醫一併處理她近期的問題。想了解有哪些中藥會與她現在使用的毛地黃產生交互作用影響。

中藥如甘草、麻黃、刺五加、車前草等與Digoxin（Lanoxin；隆我心；俗稱毛地黃）透過不同作用機轉，會產生交互作用影響。含烏頭鹼（Aconitine）類中藥亦是其中之一。

病患若心衰竭嚴重到心臟快停止，或出現嚴重陽虛，例如手腳冰冷、四肢麻痺、關節疼痛等症狀，醫師會用附

子或含附子製劑作治療。附子為烏頭的子根,烏頭的塊根含有烏頭鹼、次烏頭鹼、新烏頭鹼,都是強毒性的雙脂類生物鹼。所以烏頭和附子做為藥用時,必須經過炮製,目的為減少總生物鹼及雙脂類生物鹼含量,降低毒性。

含烏頭鹼(Aconitine)的中藥包括川烏、草烏及附子及其製劑如四逆湯、小活絡丹、八味地黃丸、真武湯、附子湯等。其中成分**烏頭鹼(Aconitine),具有強心作用,會增強毛地黃的毒性作用,致心律不整**。長期使用毛地黃之病患,併用中藥:甘草、附子,相較於未併用的病患,因毛地黃毒性而入院的風險有增加的傾向,但無統計學上顯著差異。建議長期服用毛地黃的心衰竭病患,在使用中藥甘草、附子時,應注意毛地黃毒性事件發生的可能性。

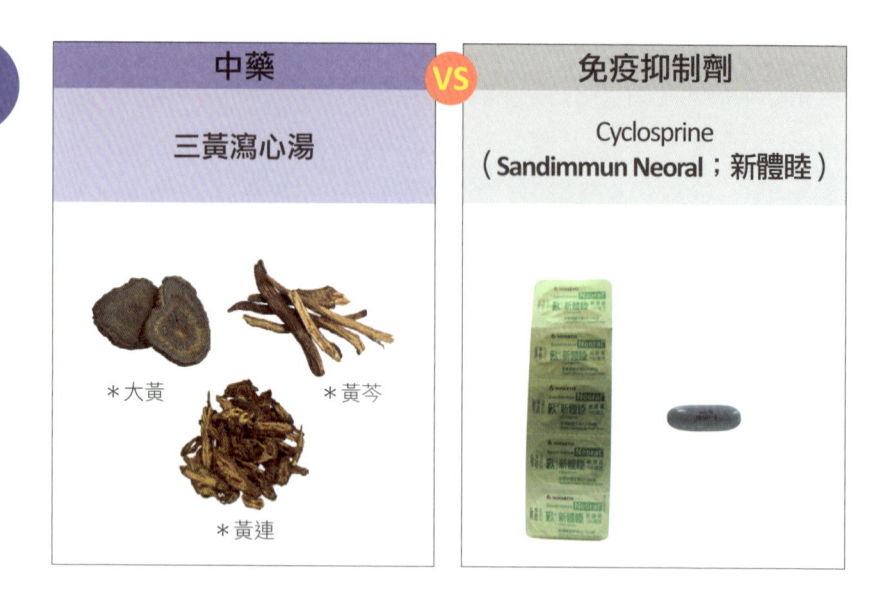

中藥 VS	免疫抑制劑
三黃瀉心湯	Cyclosprine（Sandimmun Neoral；新體睦）
＊大黃　＊黃芩　＊黃連	

案例

　　58歲的阿昌罹患乾癬性關節炎多年，長期以來接受Cyclosprine（Sandimmun Neoral；新體睦）治療，控制發炎症狀。近來他常出現口破、便秘、心煩難眠等症狀，自行到中藥行購買了成藥三黃瀉心湯丸來服用，希望能降降火氣。服藥兩周後，他開始出現頭痛、手抖、尿量變少等症狀，並感覺特別疲倦。回診抽血發現，血中 Cyclosporine 濃度明顯升高，且腎功能指數（Cr）惡化。醫師仔細詢問用藥後，才發現他最近有在服用中藥，判斷可能是中藥與 Cyclosporine 產生交互作用，導致藥效累積及腎毒性。

　　Cyclosprine（Sandimmun Neoral；新體睦）是一種免疫抑制劑（calcineurin inhibitor），預防器官排斥、自體免疫疾病（如：乾癬性關節炎、紅斑性狼瘡）。它在身體內的代謝，需藉 CYP3A4 酵素、P-gp 運輸蛋白。常見副作用

有：腎毒性、高血壓、神經毒性。三黃瀉心湯的主要成分有：黃連、大黃、黃芩，可清熱瀉火、消炎解毒，常用於火氣大、口瘡、便秘等症狀。但這三種成分均可能與新體睦發生交互作用。

三黃瀉心湯的三種主要成分影響新體睦代謝，可能包括：黃連（含 Berberine）會抑制 CYP3A4 代謝酵素，使 Cyclosporine 血中濃度升高；大黃（含 Emodin）可能影響 P-gp（P-glycoprotein），減少 Cyclosporine 的排除；黃芩（含 Baicalin）同樣具抑制 CYP3A4 的能力。這些作用**導致新體睦血中濃度升高，提高腎毒性與神經毒性風險，例如高血壓、手震、腎功能惡化**。

使用任何中藥、成藥、草藥應主動告知醫師或藥師，切不可自行購買和合併西藥使用。使用新體睦的患者也要定期監測藥物濃度，中藥合併西藥前應諮詢中醫師或藥師，避免潛在風險。出現手抖、疲倦、尿量減少等症狀應立即就醫。

Part 3
食物與西藥交互作用

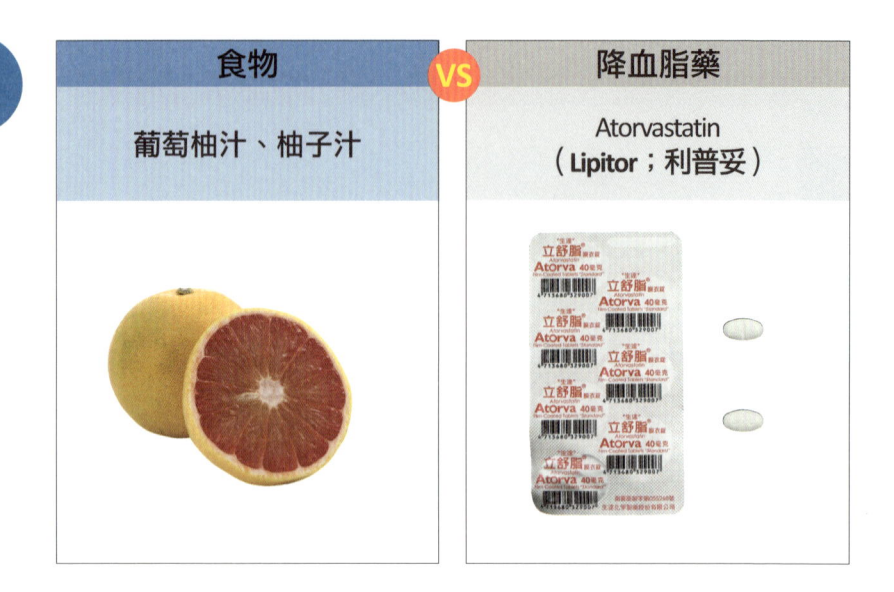

食物	VS	降血脂藥
葡萄柚汁、柚子汁		Atorvastatin（Lipitor；利普妥）

案例

　　一名固定服用降血脂藥的老婦人，因為肌肉痠痛和紅褐色尿液而就醫，醫師懷疑是降血脂藥物引起的橫紋肌溶解症，原本猜測是用藥過量而導致，在詳細詢問下發現，老婦人用藥的劑量沒有改變，但是朋友送了一箱柚子，婦人每天食用一顆，沒想到柚子與藥物交互作用下，竟然使得血液中藥物濃度大幅增加，才會引起不良反應。

　　常用的降血脂藥物包括：史塔汀類（statins）、纖維衍生物（fibric acid）、菸鹼酸（niacin）和膽酸結合樹脂（bile acid sequestrans）。其中史塔汀除了可以有效降低血中的壞的膽固醇（LDL）之外，還可以減少冠狀動脈心臟病的發生率和死亡率，因此成為治療高膽固醇血症最常用的藥物。雖然史塔汀（statins）是頗為安全的藥物，不過其肝毒

本文作者　劉采艷藥師

性和肌肉毒性卻可能造成嚴重的副作用。

　　大多數史塔汀（statins）進入肝臟後都是由 CYP450 系統所代謝，而且最多數是以酵素CYP3A4 為主要代謝酵素。而葡萄柚汁或柚子，都含有豐富的呋喃香豆素（furanocoumarin），這種成分會抑制人體代謝酵素CYP3A4，當這種用來代謝藥物的酵素無法發揮作用，人體分解藥物的速度就會減慢，吃下去的藥品停留在體內的時間會延長，導致藥物的血中濃度異常升高，進而**導致肝毒性和肌肉毒性副作用出現**。雖然目前研究主要都是以葡萄柚與藥物交互作用為對象，但柚子和葡萄柚成分雷同，而且已有部分研究指出柚子也有提高藥物血中濃度的現象。由於呋喃香豆素抑制藥物代謝的時效可能長達數小時甚至2至3天，即使間隔服用藥品也無法完全避免，因此建議在服用特定藥物期間都要儘量避免攝取柚子或葡萄柚，以避免不必要的藥物食物交互作用。美國家庭醫學會也建議柚子與葡萄柚一樣，都是服藥期間應該要避免的水果；建議民眾使用藥品時須特別留意藥袋或藥品說明書，是否有註明不可食用葡萄柚或柚子。

常見與葡萄柚汁或柚子汁產生交互作用的降血脂藥

- Atorvastatin（Lipitor；利普妥）
- Rosuvastatin（Crestor；冠脂妥）
- Simvastatin（Zocor；素果）

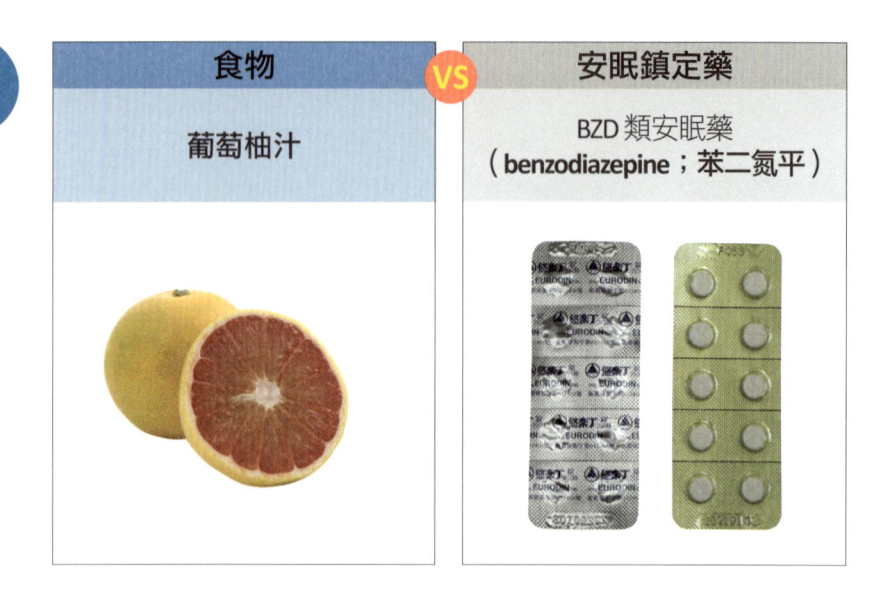

食物 VS 安眠鎮定藥
葡萄柚汁	BZD 類安眠藥 （benzodiazepine；苯二氮平）

案例

　　蔡太太失眠已經多年，平日有服用安眠藥的習慣。在夏日炎炎的季節，女兒聽說葡萄柚汁不但退火，而且具有降高血壓的效果，所以買了百分百的原汁給媽媽喝。蔡太太體念女兒的孝心，一口氣喝了 500 C.C. 的葡萄柚原汁，之後再習慣性地服用安眠藥。奇怪的是，某天吃了安眠藥，感覺頭暈得特別厲害，也沒辦法再跟女兒多聊些天，就想去床上躺著休息了。第二天早晨睡得比平時晚，差點趕不上做早餐給家人吃，整天腦筋也混混沌沌地，不知道是怎麼回事。

　　安眠藥依研發上市時間，可分為三代（註）。其中，第二代安眠藥 BZD 類（benzodiazepine；苯二氮平），是藉由活化抑制性的神經傳導物質（GABA），來達到鎮靜安眠、抗焦慮、抗痙攣以及肌肉鬆弛的作用。這類藥物的作

用位置涉及與動作協調相關的脊髓，與大腦中負責記憶的海馬迴區，所以容易在早上醒來有似「宿醉」的情形，出現如：步態不穩、頭痛、暈眩感，和失憶等副作用。

而 BZD 類安眠鎮定劑是藉由肝臟代謝酵素 CYP450 的 CYP3A4 來代謝。葡萄柚汁會抑制 CYP3A4 酵素的活性，使 BZD（benzodiazepine）類安眠藥藥理作用增強，產生 2 級食物藥物交互作用，且會在 24 小時內會發生，延緩作用時間約 1.5 至 2 小時；因此**可能會增強嗜睡的情形**。服用 BZD 類安眠藥期間應避免服用葡萄柚汁。

註：**安眠藥的演進**

第一代安眠藥，為巴比妥鹽類（Barbiturate），誕生於 1900 年左右，容易成癮且會抑制呼吸，現在已經很少用於助眠。

第二代安眠藥，包含 Brotizolam（Lendormin；戀多眠錠）、Estazolam（Eurodin；悠樂丁）、Lorazepam（Ativan；安定文）、Diazepam（Valium；樂平片）、Flunitrazepam（Rohypnol；羅眠樂錠）、Triazolam（Halcion；酣樂欣）與 Alprazolam（Xanax；贊安諾）等。

第三代安眠藥，統稱 Z-drug，較無肌肉鬆弛與呼吸抑制副作用，但特異體質的病人服用後容易有夢遊副作用。如：Zolpidem（Stilnos；史帝諾斯）、Zopiclone（Imovane；宜眠安）、Zaleplon（Onsleep；入眠順）等。

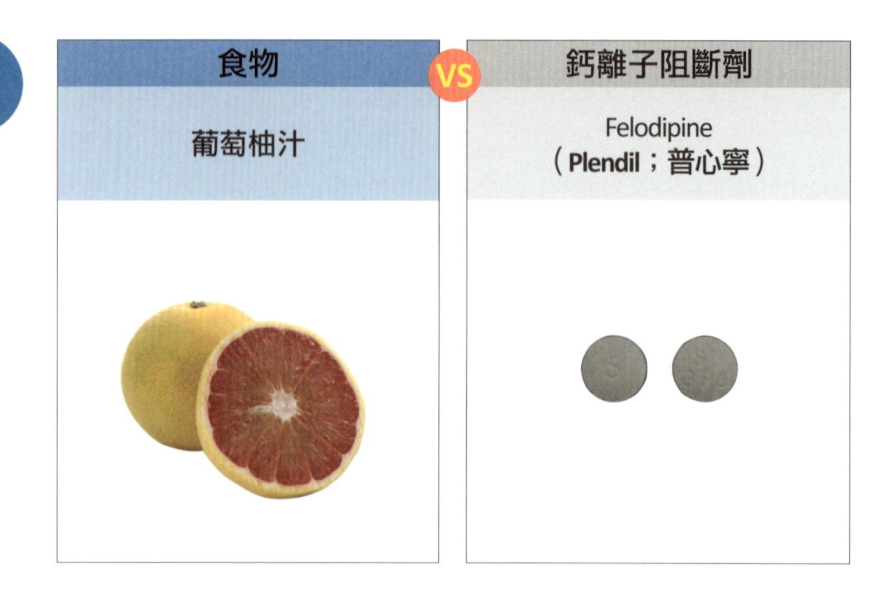

食物 VS	鈣離子阻斷劑
葡萄柚汁	Felodipine（Plendil；普心寧）

案例

陳女士是高血壓患者，長期服用降血壓藥物控制血壓。陳女士在網路上聽說葡萄柚可以幫助降低血壓、預防心肌梗塞或中風，於是開始餐餐喝葡萄柚汁，心想血壓一定可以很快控制好，不用再服藥。沒幾天，陳女士出現頭痛、臉潮紅的症狀，甚至嚴重低血壓。原來，陳女士使用鈣離子阻斷劑來控制血壓，而葡萄柚跟鈣離子阻斷劑併用，使鈣離子阻斷劑作用變強，副作用更明顯了。

鈣離子阻斷劑能抑制鈣離子通過細胞膜，阻止鈣離子流入心臟及血管平滑肌內，使心肌和平滑肌收縮力降低，周邊血管擴張，血管阻力降低，血壓下降，可做為輕、中度高血壓的一線藥物。這類藥降壓作用迅速、平穩，降低血壓的同時不影響冠狀動脈、腦及腎臟的血流，因此對高

血壓合併冠心病、腦缺血及周圍血管病變者亦可使用。但使用這類藥物後，可能出現臉部潮紅、頭痛及心律增快等副作用。

Felodipine（Plendil；普心寧）屬於dihydropyridine（二氫吡啶）類，是第一個被發現會與葡萄柚汁產生交互作用的鈣離子阻斷劑。根據研究，葡萄柚汁會抑制felodipine的代謝酵素CYP3A4，**增加普心寧藥物血中濃度達300%至400%**，使副作用更顯著。

至於Nifedipine（Adalat；冠樂達）及amlodipine（Norvasc；脈優）因具有較高之生體可用率（註），故交互作用較不明顯。而Verapamil（Isoptin；心舒平）及Diltiazem（Herbesser；合必爽）雖屬於nondihydropyridine（非二氫吡啶）類，但亦會與葡萄柚汁產生交互作用。

其他會與葡萄汁產生交互作用的鈣離子阻斷劑

- Nisoldipine（Sular；尼索地平）
- Nicardipine（Zedipine；樂吉平）
- Nitrendipine（Nitren；抗壓樂錠）
- Pranidipine（普拉地平）
- Nimodipine（腦妥）

註：**生體可用率**：指藥物經首渡代謝進入體循環的百分比率，若是以靜脈注射投予藥物時，則藥物可進入體循環的身體可用率為100%。

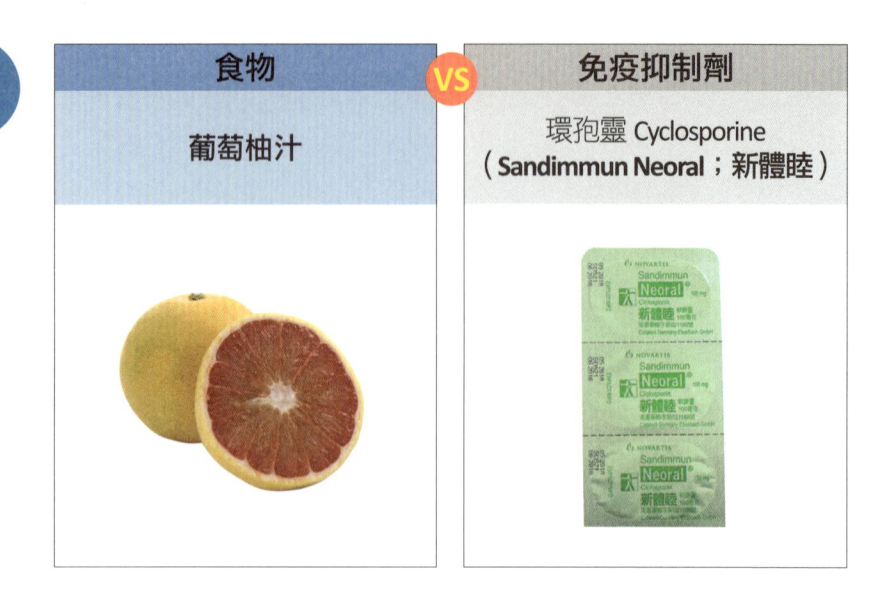

食物	VS	免疫抑制劑
葡萄柚汁		環孢靈 Cyclosporine（Sandimmun Neoral；新體睦）

案例

謝先生，63 歲，患有第二型糖尿病、末期腎臟疾病，於一年前進行腎臟移植。術後使用免疫抑制劑預防排斥反應，包含環孢靈 cyclosporine（Sandimmun Neoral；新體睦）與 Tacrolimus（Prograf、FK-506、Prograf；普樂可復）。謝先生想要以天然蔬果來降血糖，所以每天喝 4 次 250 C.C. 葡萄柚汁，結果造成蛋白尿（proteinuria）、尿毒症（uremia）、急性腎衰竭。

臺灣近年來接受腎臟移植的人口不斷增加，移植後最大的挑戰就是排斥和感染。為了確保移植的器官能發揮正常的功能，病人必須服用免疫抑制劑，來對抗排斥問題。而器官移植抗排斥藥卻可能帶來各種副作用，如：震顫、高血壓、腎功能減退、便秘或腹瀉、頭痛、腹痛、睡眠

障礙、低磷酸血症和低鎂血症、齒齦增厚、毛髮增長或禿頭、高鉀血症和糖尿病等。

移植病人最常用的免疫抑制劑是環孢靈Cyclosporine（Sandimmun Neoral；新體睦）、Tacrolimus（Prograf、FK-506、Prograf；普樂可復），這些抗排斥藥都是利用肝臟代謝酵素CYP3A4來代謝，葡萄柚汁經過消化後能快速且持續的抑制酵素CYP3A4，這樣會**使得抗排斥藥作用增強，副作用發生機率增加**。由於葡萄柚汁大部分是抑制腸道和肝臟的代謝酵素，與器官移植抗排斥藥合用，可降低藥品的用量。但最好還是不要用葡萄柚汁配服藥品，以免產生上述副作用或引發腎毒性。

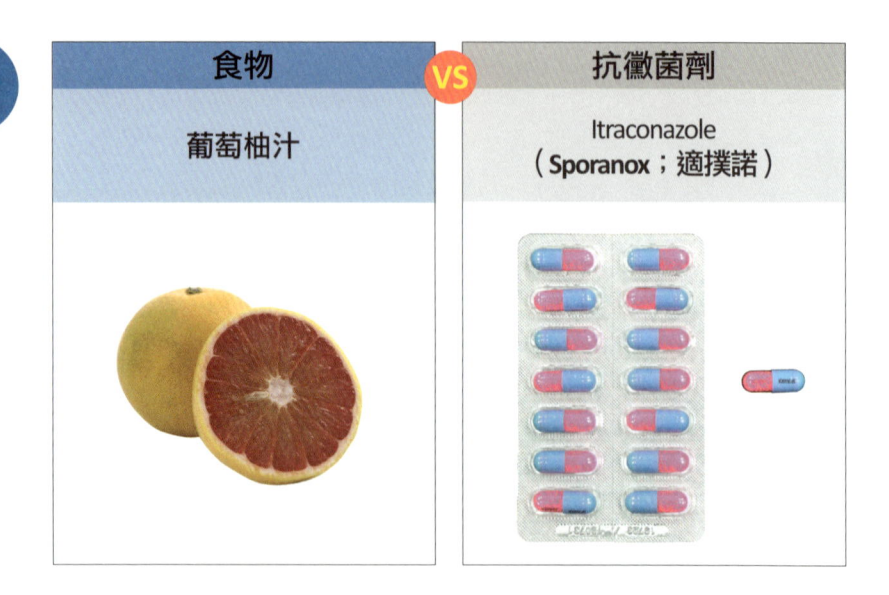

食物	VS	抗黴菌劑
葡萄柚汁		Itraconazole（Sporanox；適撲諾）

案例

38歲的趙先生有足癬的困擾，皮膚科醫師診斷後開立抗黴菌藥 Itraconazole（Sporanox；適撲諾）治療。由於趙先生平時喜歡喝葡萄柚綠茶解渴，也常以葡萄柚綠茶配藥服藥。1個月後，趙先生感覺到胃脹、上腹痛，他以為是吃壞肚子，於是到另一家診所就醫，被診斷為腸胃炎；再過了1個星期，趙先生出現茶色尿與黃疸，送急診後發現肝功能指數飆高，竟是急性肝炎發作，醫師立刻安排趙先生住院治療。

足癬（tinea pedis），俗稱香港腳（athlete's foot），是黴菌感染所導致的足部表淺皮膚疾病，治療藥物包括抗黴菌外用藥和內服藥品。對於難治、慢性或嚴重足癬，可以以口服劑型治療，藥品種類有唑類（azoles）的Itraconazole

（Sporanox；適撲諾）、Fluconazole（Diflucan；泰復肯）、Ketaconazole（Cotrizine；剋菌寧），與Allylamines類的Terbinafine（Lamisil；療黴舒）以及Griesofulvin（灰黃黴素）。

其中灰黃黴素相對前兩類抗黴菌藥品效果較差，治療期間亦需較長。唑類的口服藥品皆由肝臟酵素Cytochrome P450代謝，其中適撲諾主要由CYP3A4代謝，泰復肯主要由CYP2C9與2C19代謝，而剋菌寧可由CYP1A2、CYP2E1、2C9、2C19、2D6與3A4等酵素代謝。

當病人併用葡萄柚汁時，葡萄柚汁的呋喃香豆素（furanocoumarin）會抑制肝臟酵素CYP3A4，特別是適撲諾主要由CYP3A4代謝，就可能增加這個藥物副作用的機率。

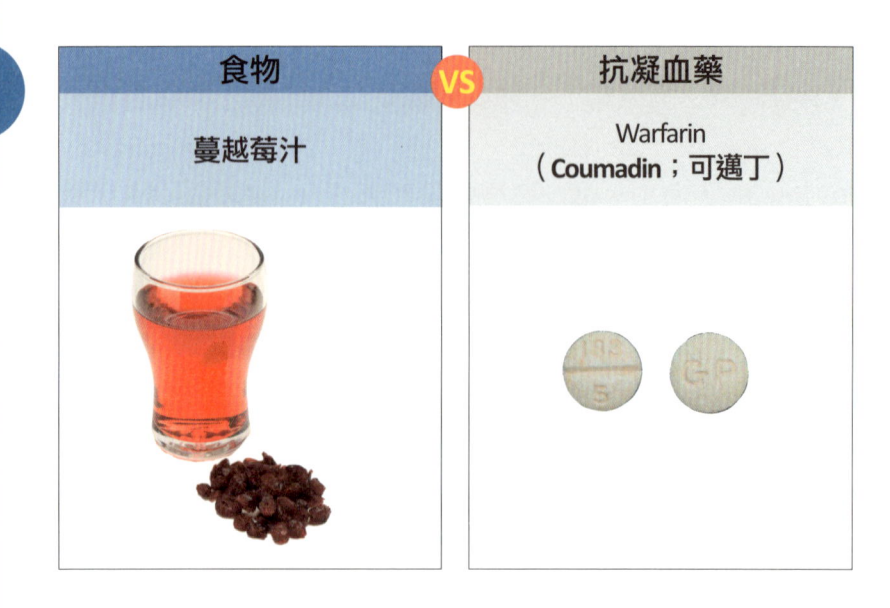

食物	VS	抗凝血藥
蔓越莓汁		Warfarin（Coumadin；可邁丁）

案例

　　王女士年輕時患有風溼性心臟病，後來進行手術置換人工瓣膜，因此長期服用 Warfarin（Coumadin；可邁丁）以預防血栓，最近因為頻尿、排尿疼痛、排尿困難等症狀被診斷為泌尿道感染。王女士恰巧看到報章雜誌介紹，蔓越莓可以預防女性的泌尿道感染，所以每天飲用蔓越莓汁約 500 C.C.，持續 3 週，這次回診抽血檢查發現凝血時間延長 4 倍，還好沒有出血症狀，保住一命。

　　蔓越莓汁是市面上普遍的飲品，相當多女性喜愛飲用，之前有研究顯示長期飲用蔓越莓汁可以預防女性復發性泌尿道感染，不過最新的報告顯示此效果並不顯著。**蔓越莓汁與Warfarin（Coumadin；可邁丁）一起併用可能會增加可邁丁造成出血的風險**，特別是老人及大量飲用的

情況下。蔓越莓汁與可邁丁併用會增加出血的詳細原因目前還不清楚，推測是蔓越莓的成分可能會抑制可邁丁的代謝，造成可邁丁在體內的累積，而增加出血副作用。出血的症狀主要有牙齦或傷口出血不止、身體出現不明瘀青、胃腸道出血（會看到黑便或血便）等。

　　服用可邁丁的期間，應儘量**避免飲用蔓越莓汁或蔓越莓相關產品，包括蔓越莓果實、蔓越莓乾、蔓越莓錠或膠囊等**。若要飲用或食用蔓越莓產品，應每天用固定的量，切勿斷斷續續、突然大量食用或停用。另外，應定期回診監測凝血功能（包括凝血酶原時間〔PT〕及國際標準化比值〔INR〕），醫師才可根據凝血功能調整可邁丁的劑量。

　　除了蔓越莓汁外，還有許多食品會增加可邁丁出血的副作用，例如薑、石榴、芹菜、南瓜種子、黑醋栗、洋菝契根（Sarsaparilla Root，沙士的成分）、木瓜、芒果、酒等。因此，建議服用可邁丁的患者，每日飲食內容及量不要有太大的變化，以免引響可邁丁的療效或副作用。

　　此外，還有許多中藥也會喔！請詳閱「西藥與中藥交互作用」章節。

食物	VS	情緒作用劑
咖啡		Lithium（Calith；鋰鹽）

案例

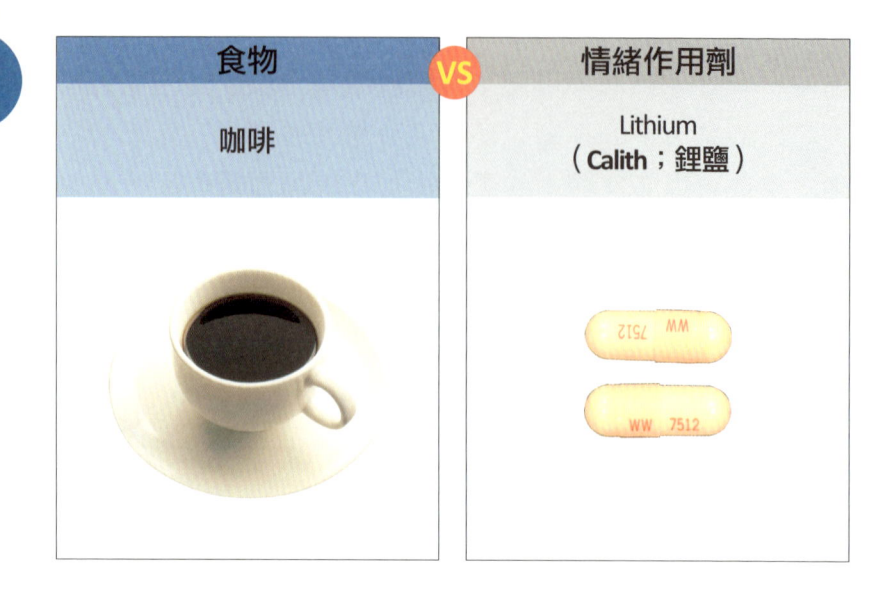

　　李女士，62 歲，因雙極性情感障礙疾病，在精神科接受鋰鹽治療。由於李女士有早晨喝咖啡的習慣，在服用鋰鹽 3 天後，產生持續性顫抖，抽血檢查發現她的鋰鹽濃度只有 1.4 mEq/L。原來是因為咖啡因加重鋰鹽引起之震顫且會降低鋰鹽血中濃度。

　　咖啡是一種提神飲料，現代人幾乎每天必要喝上一杯咖啡。而咖啡裡主要可使人興奮的成分為咖啡因。事實上，其他如茶、可樂及巧克力等，也都含有咖啡因。**咖啡因和許多藥物都會產生交互作用**，如：

1. **和降血壓藥物併用**，咖啡因會使血管收縮，造成血壓增高，進而導致降血壓藥物的效果變差。
2. **和** Acetylsalicylic acid（Bokey；伯基；俗稱阿斯匹靈）

及待可納菲 Diclofenac（Valtaren；待克菲那）等**消炎止痛藥**併用，會增加阿斯匹靈在體內的量，也會增強待可納菲在治療偏頭痛的效果。

3. **和氣喘用藥茶鹼**（Theophylline）**併用**，會增加茶鹼藥物血中濃度，主要是因為兩者代謝的途徑相同，而導致代謝減少，結果導致茶鹼毒性產生，常見有手抖、心悸等副作用。

4. **和鋰鹽併用**，因接受鋰鹽治療病人，約有 30% 至 50% 會產生持續性的顫抖。鋰鹽所引起的持續性顫抖通常好發於手指的細微顫抖，也會因為高鋰鹽濃度、飲酒、咖啡因、壓力、緊張、疲倦而惡化，但也會隨著鋰鹽治療時間增加，而減輕其嚴重度。服用鋰鹽時，最好避免再喝咖啡，否則會提高顫抖症狀發生機率，也會使鋰鹽吸收變差，造成治療血中濃度不足。

食物	VS	避孕藥
咖啡		口服避孕藥

案例

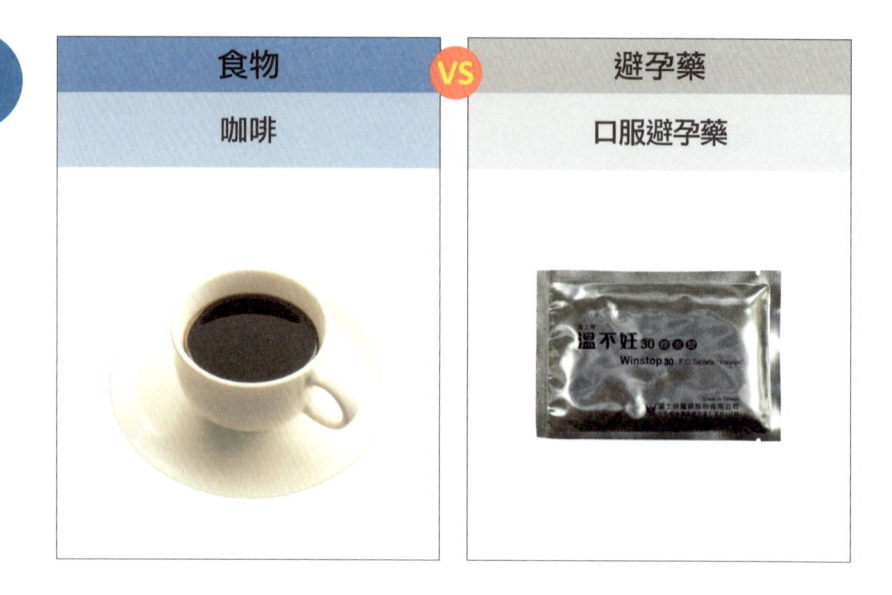

小芳短期內沒有生育的計畫,在醫師的建議下開始使用避孕藥,使用後身體並沒有任何不適。奇怪的是,小芳最近喝咖啡來提神時,同樣喝一杯咖啡,之前沒事,現在卻有心悸、噁心的感覺,而且晚上還會睡不著?

　　咖啡是國人常用的飲品,也是上班族提神的必需品。咖啡中所含的咖啡因是中樞神經興奮劑,適量飲用可以提神,過量飲用則可能會有過度興奮、心悸或者噁心的不適感。食品藥物管理署也特別提醒民眾:雖然咖啡有提神作用,但攝取過量的咖啡因,會使人有心悸、焦躁不安、失眠、頭痛等症狀。

　　而咖啡和一些藥品併用也有交互作用,例如小芳所使

用的**避孕藥**就能加強咖啡因的效果,與咖啡併用會增加血液中咖啡因的濃度、增加中樞神經的刺激性,因而產生咖啡過量的不適,因此就算未飲用過量也會不舒服。

除了避孕藥,還有一些藥品也會增加咖啡因的效果,使用時要特別留意控制咖啡因的攝取量。

常見和咖啡產生交互作用的藥物

藥物的種類和成分	可能的交互作用
胃藥,如:Cimetidine（Stogamet;瑞胃得）	增加咖啡因的濃度及中樞神經的刺激性
避孕藥,如:Etonogestrel（NuvaRing;舞悠避孕環）	增加咖啡因的濃度及中樞神經的刺激性
抗憂鬱藥,如:Fluvoxamine（Luvox;無鬱寧）	降低咖啡因的代謝,可能影響睡眠或造成心律不整
降血壓藥,如:Verapamil（Isoptin SR;心舒平）	降低咖啡因在肝臟的代謝,增加心血管及中樞神經風險

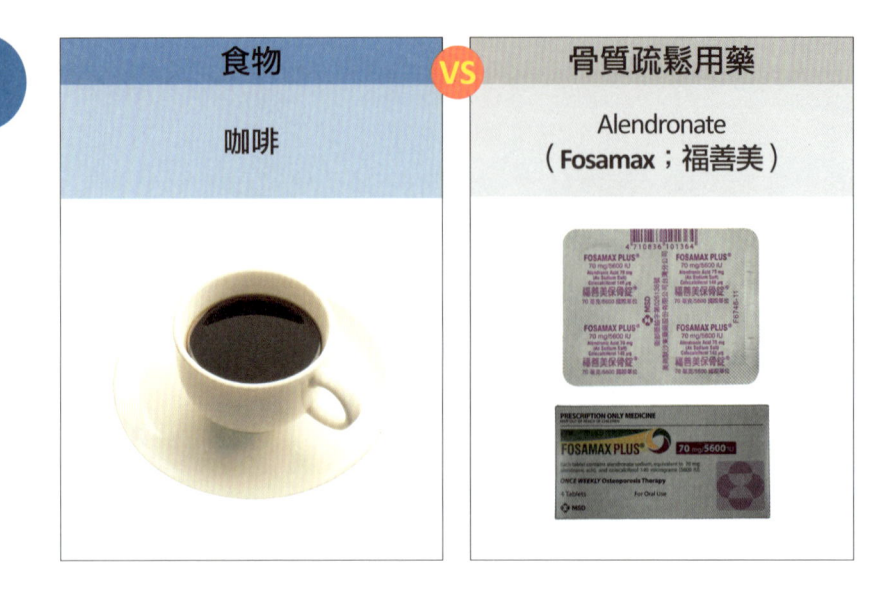

食物	VS	骨質疏鬆用藥
咖啡		Alendronate（Fosamax；福善美）

案例

　　阿嬌姨前些日子不小心跌倒造成骨折，醫師檢查後說是骨質疏鬆造成的，要阿嬌姨開始吃可以增加骨密度的藥來預防骨折的再發生。阿嬌姨第一次吃這種藥品擔心會有什麼副作用，特地到藥局詢問藥師。藥師詳細說明服藥的注意事項後，竟建議阿嬌姨戒掉咖啡！

　　骨質疏鬆是老年人常見的疾病，一旦發生骨折往往造成老年人生活上極大的不便，因此定期量測骨密度，服用藥品增加骨密度對預防再次骨折是很重要的。

　　骨質疏鬆的用藥有很多種類，其中一種叫做雙磷酸鹽類，Alendronate（Fosamax；福善美）就屬於這一類。首次使用福善美，藥師一定會叮囑病患服藥後不能馬上躺

本文作者 陳怡珊藥師

下，以免藥品刺激食道造成不適。另外，還要注意可能造成顎骨壞死這種少見但很嚴重的不良反應。

其實，除了上述的注意事項，我們常喝的**咖啡若是和福善美併用，會減少福善美的吸收，進而影響治療效果，嚴重的話**可能造成老人家的**二次骨折**。

除此之外，咖啡本身也有利尿效果，會增加體內的鈣從腎臟排出的速度，間接造成骨質流失，因此骨質疏鬆症患者也應限量攝取。如此雙重作用，實在不利於骨質疏鬆症的治療，愛喝咖啡的長輩要克制咖啡的飲用量了。

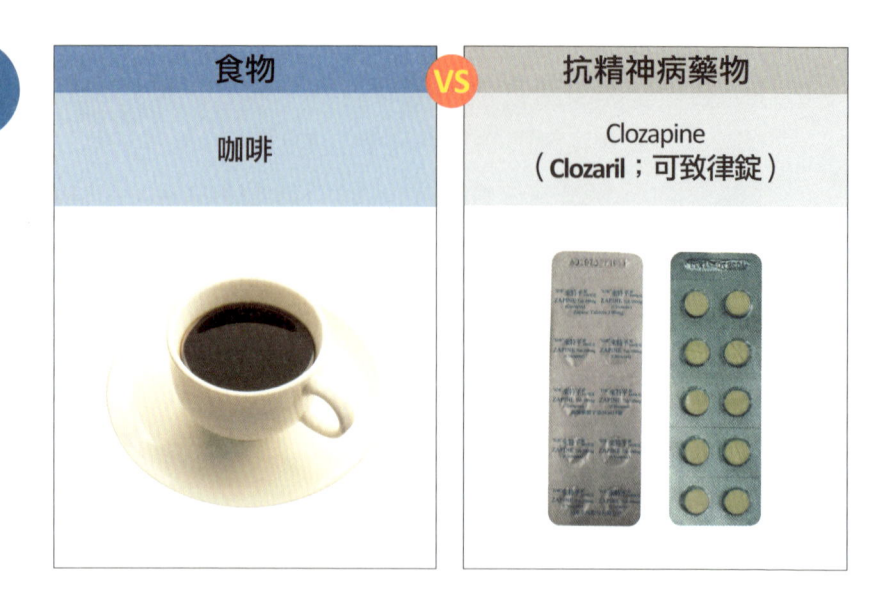

食物	VS	抗精神病藥物
咖啡		Clozapine（Clozaril；可致律錠）

案例

　　阿真是大三學生，因行為異常以及嚴重的幻聽，在家人的陪同下到醫院就診，經醫師診斷為思覺失調症，經過一陣子的藥物調整之後病情漸趨穩定，擾人的妄想和幻聽已經緩解許多。最近因為期末考到了，阿真努力的開夜車，喝了大量的咖啡來提神。可是，隔天早上同學發覺阿真怪怪的，非常的昏沉……

　　阿真目前所使用的抗精神病藥物是Clozapine（Clozaril；可致律錠），屬於第二代的精神病用藥，也有人稱為非典型的精神病用藥，可用於對於傳統精神病用藥反應不佳的病患，對正性症狀以及負性症狀都有療效。可致律錠有一個擾人的副作用，就是可能造成顆粒性白血球缺乏，會增加感染的風險，因此服用可致律錠的病人要定期抽血檢查血液中白血球的數量是否足夠，也要注意是否

本文作者 陳怡珊藥師

有感冒或其他感染的狀況。

　　咖啡原本是阿真用來提神的工具，然而一旦和可致律錠併用，咖啡因會和可致律錠競爭肝臟的代謝酵素，大量飲用咖啡時可致律錠在身體的代謝就會被抑制，血液中的可致律錠濃度增加，**增加了藥物中毒的風險**，可能會有嗜睡、癲癇或者低血壓的情形。

　　因此服用可致律錠的病患應該避免改變平常喝咖啡的量，突然間攝取高於平時習慣的量或者超過400至1000毫克的咖啡因，都會影響到可致律錠的代謝。

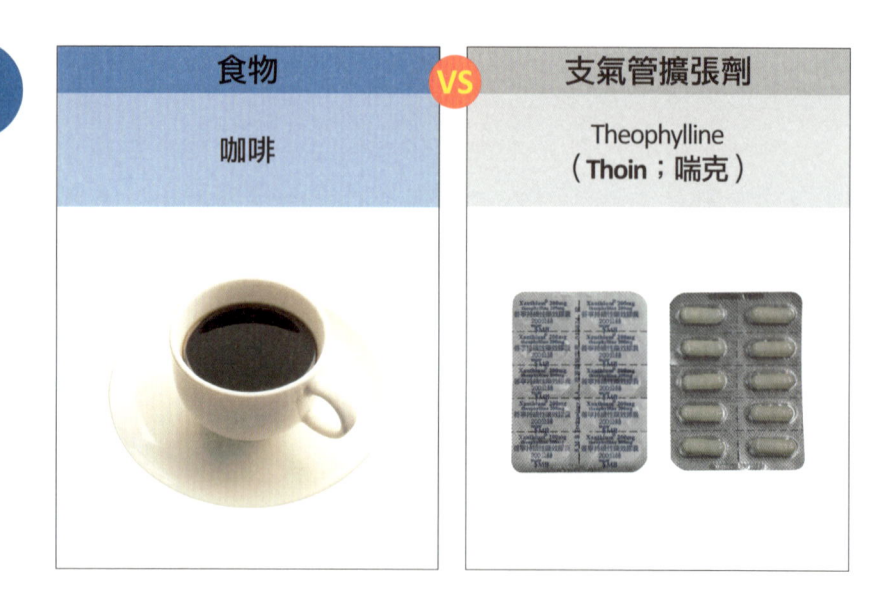

食物 VS	支氣管擴張劑
咖啡	Theophylline（Thoin；喘克）

案例

　　美娟患有氣喘，目前服用口服長效支氣管擴張劑控制中。前一陣子聽朋友說喝咖啡對氣管擴張很有幫助，於是想要試試。美娟煮了一大壺咖啡，打算當開水喝，不知不覺也就喝完了。美娟漸漸感覺有些噁心、心悸、還有心神不寧的情形，難道是中毒了嗎？

　　氣喘的成因有許多，可能是呼吸道發炎、呼吸道變窄或者是呼吸道的敏感性變高，不論是何種原因均是造成氣管收縮，以致有喘鳴或呼吸困難的情形。常用的氣喘用藥就是針對氣管擴張來設計，比較早期大多是口服，近年來則是以吸入劑型為主，美娟服用的口服支氣管擴張劑是 Theophylline（Thoin；喘克），也就是一般所稱的茶鹼。茶鹼的安全治療濃度範圍很小，也就是說在人體的有效

本文作者 陳怡珊藥師

濃度和中毒濃度很接近,因此要依照醫師的處方的劑量使用,若有不適要回診請醫師評估。

咖啡因雖然有支氣管擴張的作用,但是市售的咖啡所含的咖啡因量參差不齊,沒有辦法定量,因此藉著飲用咖啡來緩解氣喘症狀是有風險的,療效無法預期。

此外,如果**大量攝取咖啡因**(超過6至10杯咖啡), **可能會抑制茶鹼在體內的代謝速率,加上咖啡也有部分支氣管擴張及中樞興奮的作用,病人會有茶鹼過量的情形發生**,例如案例中的情形。

建議正在使用茶鹼的病人應避免咖啡因的攝取或者維持每天習慣的飲用量,咖啡雖是國民飲品,但是遇到特殊用藥需併用時還是要多加注意,以免造成不適。

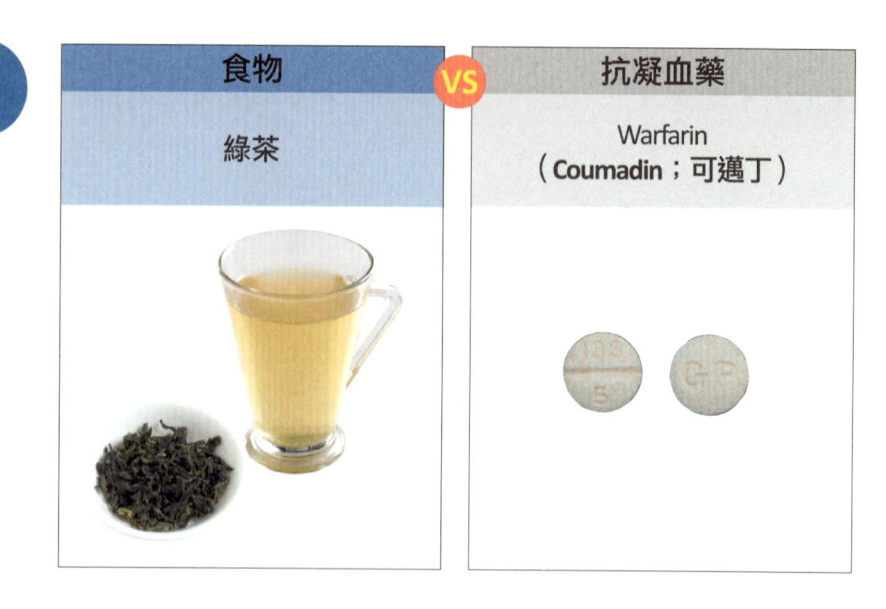

食物	VS	抗凝血藥
綠茶		Warfarin（Coumadin；可邁丁）

案例

老唐前陣子因為深部靜脈血栓住院，折騰了許久總算能出院回家。辦理出院手續後，老唐到藥局領藥，藥師特別吩咐，使用抗凝血藥品要注意是否有出血的癥狀，如果有的話要回診告訴醫師。住院期間飲食十分受限，平時愛喝綠茶的老唐也因此好多天沒喝了。可是，藥師提到了許多食物會影響抗凝血藥的效果，那麼綠茶會不會影響呢？

深部靜脈血栓一般都發生在下肢，也就是離心臟最遠的地方，起因可能是血液凝結因子、血管壁的平滑性或者是血液流動性的改變，此時血液積聚在末端形成血栓。深部靜脈血栓會有緊繃和疼痛感、水腫、腿圍變大、小腿腹壓痛，可怕的是，一旦血塊脫落隨著靜脈血液回流至肺臟則會造成肺栓塞，此時病人會有呼吸困難、胸痛、暈厥、

本文作者 陳怡珊藥師

咳血、咳嗽、肋膜痛和心悸等症狀，嚴重的話可能危及生命。為了預防血栓再次形成，抗凝血藥品會用來治療深部靜脈血栓的病患。

　　Warfarin（Coumadin；可邁丁）是一種常用的抗凝血藥，服用可邁丁的病患需要特別注意藥品的抗凝血效果，另外，也要注意是否有過量的情形，以免過度作用造成病患嚴重出血。由於**可邁丁的作用會受到維生素 K 的抑制**，因此案例中藥師才會叮囑老唐**要注意一些富含維生素 K 食物例如：深綠色蔬菜**（如菠菜、甘藍菜、綠色花椰菜、萵苣）**或動物肝臟，都可能會降低藥效。**

　　那麼老唐所擔心的綠茶到底還能不能喝呢？其實，綠茶也是含有維生素 K 的，若老唐有喝綠茶的習慣，必須請醫師監測可邁丁的抗凝血效果，進而評估是否需調整藥品的劑量。抗凝血用藥劑量穩定控制後，綠茶的飲用量最好能維持定量，避免起伏過大，以免影響藥效。

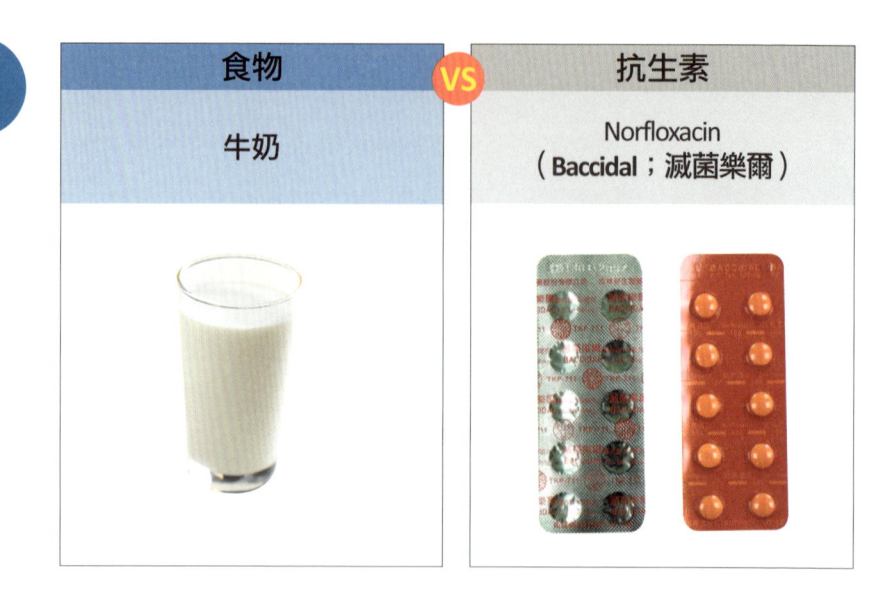

食物 VS	抗生素
牛奶	Norfloxacin（Baccidal；滅菌樂爾）

案例

陳老太太，75 歲，中風臥床多年，家人以鼻胃管灌食維持她的營養。某天，陳老太太因為發燒，被醫師診斷為尿道感染，開立抗生素 Norfloxacin（Baccidal；滅菌樂爾）和制酸劑 Alugel（氫氧化鋁）用以治療感染問題。照顧陳老太太的外籍看護，將 Norfloxacin 和 Alugel（氫氧化鋁）混合研磨後，與牛奶一起為陳老太太灌食。

抗生素服用至第 7 天，陳老太太的體溫仍未完全退燒，因此將陳老太太送住院進一步治療。醫師檢測陳老太太尿液中的抗生素藥物濃度，僅有 25 mcg/mL，明顯低於治療濃度。

抗生素是一種可抑制細菌生長或殺死細菌的藥物，早先是由微生物學家弗萊明在自然界中，發現一種可分泌出殺死細菌的物質；後來經過許多學者的研究，以合成的方式發

明了更多種類的抗生素，以對抗各種不同種類的細菌。

- **喹諾酮（quinolone）類抗生素**，如：Norfloxacin（Baccidal；滅菌樂爾）、levofloxacin（Cravit；可樂必妥）、ofloxacin（Oflodal；優淨菌），能夠破壞細菌遺傳基因所需物質，使細菌不能正常地生長和繁殖，最後導致細菌的死亡。
- **四環黴素類抗生素**，如：doxycycline（多喜黴素）、minocycline（Minocin；美諾四環素）、tetracycline（四環素）能與細菌核醣體30S結合，抑制細菌蛋白質合成與增長。

但這二類抗生素與牛奶或制酸劑一起服用，會因交互作用而**降低抗生素吸收效果**。原因是含金屬離子之制酸劑或含鈣之牛奶，會在體內與抗生素形成螯合物，而降低抗生素生體可用率。與金屬離子併用所造成的影響，包括：併用鎂離子，約下降抗生素22%生體可用率，併用鋁離子約下降抗生素44%生體可用率。若一定要喝牛奶或服用制酸劑，建議先服用這些抗生素，建議間隔2小時以上再使用牛奶或制酸劑。

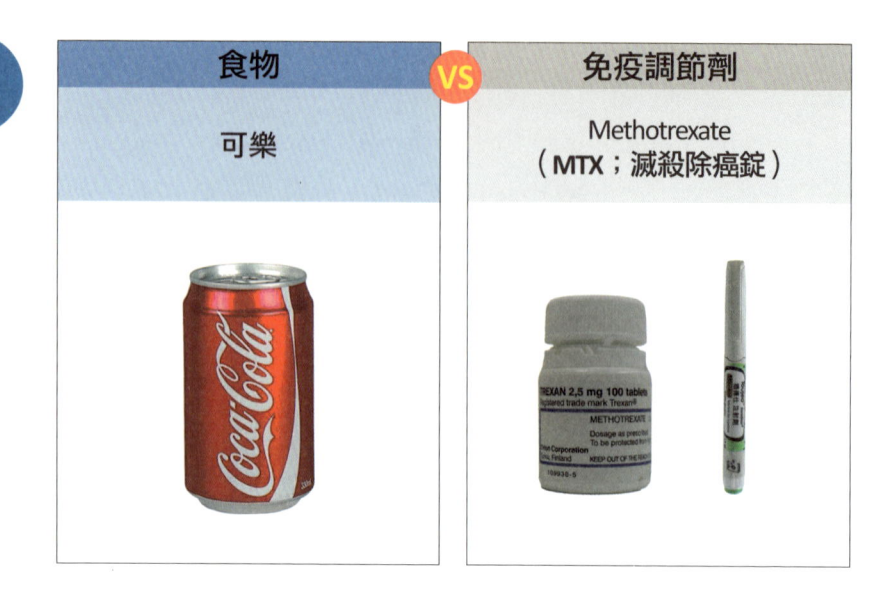

食物	VS	免疫調節劑
可樂		Methotrexate（MTX；滅殺除癌錠）

案例

　　阿輝，56 歲男性，體重 75 公斤，體表面積 1.96 平方米，是一名認真的產品推銷員，每當用餐時刻偶而會來罐冰涼的可樂慰勞自己。雖然每天的推銷工作並不輕鬆，阿輝的身體狀況還不錯，健檢的結果也都很正常，直到最近感到容易疲倦，偶而還會發燒，體重也減輕不少，阿輝猜想自己可能太累了，休息一下就好，但都沒有獲得改善。前幾天阿輝發現頸部、腋窩或是鼠蹊部有腫塊，這才趕快到醫院檢查，結果發現阿輝罹患了第四期的瀰漫性大型 B 細胞淋巴癌（diffuse large B cell lymphomas, DLBCL）並且接受化學治療，為預防癌細胞侵犯中樞神經系統，阿輝接受高劑量 Methotrexate（MTX, 3 gm/ 平方米）輸注 30 分鐘的療程。當天晚餐時間阿輝喝了 1 罐可樂，隔天中午也喝了 1 罐，傍晚的時候發現自己有噁心嘔吐的現象，想說可能是化療的副作用也不以為意，但是後來發現自己的腳浮腫起來，心跳也忽快忽慢的，驚覺不對勁趕快回醫院檢查，發現阿輝有急性腎衰竭的現象。

本文作者 邱鴻義藥師

MTX（滅殺除癌錠）是一個葉酸拮抗劑，常使用於發炎性疾病與癌症的治療，不同臨床用途有不同的給藥方式，其中癌症治療的頻率與劑量較高，高劑量 MTX 的使用必須小心謹慎。MTX 主要經由腎臟排出體外，但是當尿液酸鹼度偏酸性時（pH 小於 7），MTX 會在腎臟產生沉澱，沉澱作用很快地使腎臟受損，並且造成 MTX 的排除效率變差，接著 **MTX 累積在身體裡使得血中濃度異常升高**，於是可能**導致嚴重的肝毒性與骨髓抑制等不良反應**。

可樂是常見且受到歡迎的飲料，很多人喜歡在揮汗工作後來上 1 杯，讓緊繃的心情暫時舒緩。可樂含有高量的二氧化碳、咖啡因、草酸和磷酸，其中磷酸是一種無機酸，不會被身體代謝，可經由腎臟排出體外，然而這個過程會讓尿液變酸（pH 值降低至 7 以下）。市面上販賣的可樂有很多類型，除了傳統含糖可樂外，還有不含咖啡因可樂與代糖可樂，不管是哪種可樂，它們都是酸性飲料（pH 值介於 2.4 至 2.9 之間），而且都會酸化尿液。果汁與蔬菜汁的酸屬於有機酸，可以讓人體代謝，一般不會讓尿液變酸。

臨床上，**接受高劑量 MTX 治療時需先檢測腎臟功能，並且補充充足夠的水分和給予碳酸氫鈉使尿液成鹼性**，以避免 MTX 造成腎功能受損或衍生其他不良反應。阿輝在治療的第 1 天與第 2 天都各喝了 1 罐 330 毫升的可樂，尿的酸鹼值下降至 6.5，導致急性腎臟受損。最後，我們建議患者**在接受 MTX 治療之前和期間 24 小時內不要喝可樂，包括無咖啡因與代糖可樂**。

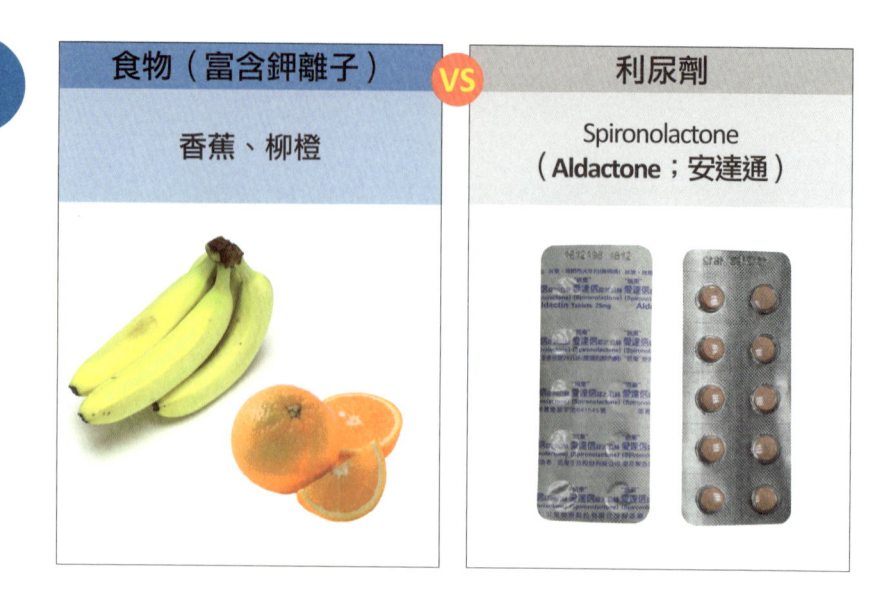

食物（富含鉀離子）	VS	利尿劑
香蕉、柳橙		Spironolactone（Aldactone；安達通）

案例

　　朱爺爺患有糖尿病多年，又合併有高血壓，需長期服用降血糖與降血壓藥物。半年前，朱爺爺出現腳水腫的情形，醫師又為他加開了利尿劑 Spironolactone（Aldactone；安達通）。農曆春節時，朱爺爺的所有兒子孫子回來團圓，朱奶奶準備了好多香腸、臘肉、烏魚子、長年菜、橘子、柳丁、香蕉來作為圍爐的年菜。朱爺爺在圍爐後隔日清晨，發生全身肌肉無力、手腳麻痺的症狀，家人發現後緊急送醫，急診醫師檢查發現：朱爺爺的心跳速率 28 下 / 分鐘、血壓 60/40 mmHg、心電圖呈現高 T 波，血鉀濃度高達 9.2 mg/dl。緊急送往洗腎室接受血液透析治療，幸而保住性命。

　　利尿劑是長久以來最被廣泛使用的降血壓藥物之一。此類藥物的降壓效果來自於多排尿而減少身體內的血漿體積。有些利尿劑會造成體內鉀離子的流失，除了

腎臟病患者外，應該多吃一些富含鉀離子的食物，如：香蕉、柳橙汁等。另外有一種保鉀型利尿劑，如本案例中的 Spironolactone（Aldactone；安達通）它會將鉀離子保留在體內而不會隨著尿液被排除，所以服用此藥時則應避免食用大量富含鉀離子的食物，如香蕉、柳橙、綠色葉菜類蔬菜、鉀鹽、低鈉鹽等，以免造成血鉀堆積，而引起高血鉀症狀。

若人體血漿中鉀離子濃度高於正常上限值 5.5 mEq/L 時稱為高血鉀症，尤其是腎臟衰竭病患特別容易發生高血鉀症。高血鉀症的症狀包括：

- **心臟血管系統**：血壓降低、心律不整、心電圖改變，嚴重時有心室纖維顫動、心跳停止。
- **神經肌肉方面**：早期為肌肉震顫、痙攣、感覺異常等情形；晚期會有肌肉無力、弛緩性麻痺、呼吸停止。
- **消化系統**：可能出現噁心、嘔吐、腸蠕動增加、腹瀉、腹絞痛等。
- **泌尿系統**：少尿、無尿等。

在此提醒民眾，若有服用保鉀型利尿劑時，切記不可多食含鉀食物。

食物	VS	情緒作用劑
酪胺食品： 酪梨、乾乳酪、優格、香腸等		Moclobemide （Aurorix；歐蕾思）

案例

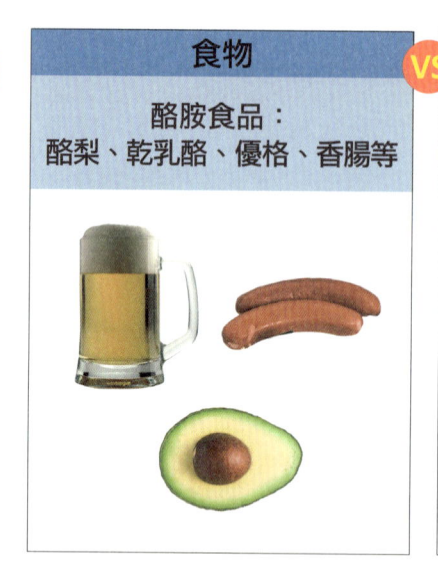

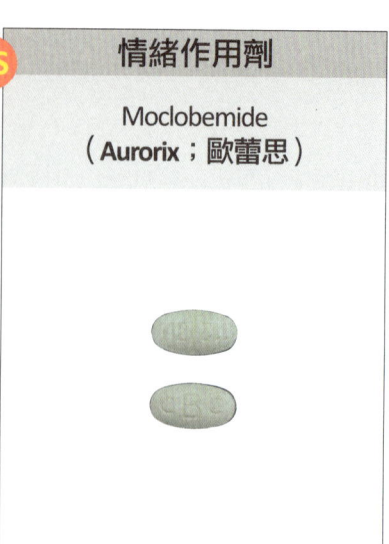

方女士，45歲，平日喜歡吃乳酪以及喝味噌湯，半年前因婚姻問題出現想自殺等憂鬱症狀。精神科醫師以 Moclobemide 150 mg（Aurorix；歐蕾思）與 Zolpidem 10 mg（Stilnox；使蒂諾斯），治療方女士的憂鬱症。某天，方女士在吃了一份醃肉之後，出現了後腦勺疼痛、頸部僵硬、冒冷汗、心跳快速的不舒服症狀。方女士被送醫治療後，測量到血壓為 230/140 mmHg，醫師診斷為高血壓危象，立即以每 5 至 10 分鐘靜脈注射 2.5 mg 的 phentolamine（酚妥拉明）降血壓藥，直到血壓降至 123/90 mmHg。

憂鬱症主要是因為大腦中神經傳導物質的不平衡，再加上其他的生理和心理因素所導致。藥物治療主要是經由調節大腦中單胺的數量及作用以使情緒恢復正常，目前認為與情緒相關的單胺包括正腎上腺素、血清素、多巴胺等，醫師

本文作者 劉采艷藥師

會依據病情的嚴重程度及症狀選擇最適當的藥物。

抗憂鬱劑依作用機轉不同，分為：三環抗憂鬱劑（TCA）、特異性血清素再吸收抑制劑（SSRI）、血清素與正腎上腺素再吸收抑制劑（SNRI）、單胺受體調節劑（monoamine receptor modulator）、單胺氧化酶抑制劑（MAOI）等。SSRI與SNRI可抑制大腦血清素及正腎上腺素再吸收，如：Fluoxetine（Prozac；百憂解）、Duloxetine（Cymbalta；千憂解）、Venlafaxine（Efexor；速悅）等，常見副作用如腸胃道不適、失眠、頭痛等。單胺受體調節劑可調節單胺在神經接受體的作用，如：Trazodone（Mesyrel；美舒鬱）、Mirtazapine（Remeron；樂活憂）等。

單胺氧化酶抑制劑（MAOI）是無選擇性、不可逆的抑制單胺代謝。雖然本案例所使用的Moclobemide（Aurorix，歐蕾思）為A型可逆性單胺氧化酶抑制劑，但與富含酪胺（tyramine）的食物（如乳酪、啤酒、臘腸等）或是其他的抗憂鬱劑、麻黃素等併服，仍會造成大量的酪胺未被代謝，累積在體內，促使神經元內的兒茶酚胺釋放，**造成高血壓、頭痛、心搏過速、噁心甚至中風等高血壓危象**。高血壓病人平常也應小心注意，不要攝食過多含酪胺的食物，以免產生高血壓危象。

含豐富酪胺（tyramine）的食物
酪梨、乾乳酪、優格、香腸、臘腸、燻肉、醃肉、雞肝、魚乾、香蕉、葡萄乾、味噌湯等。

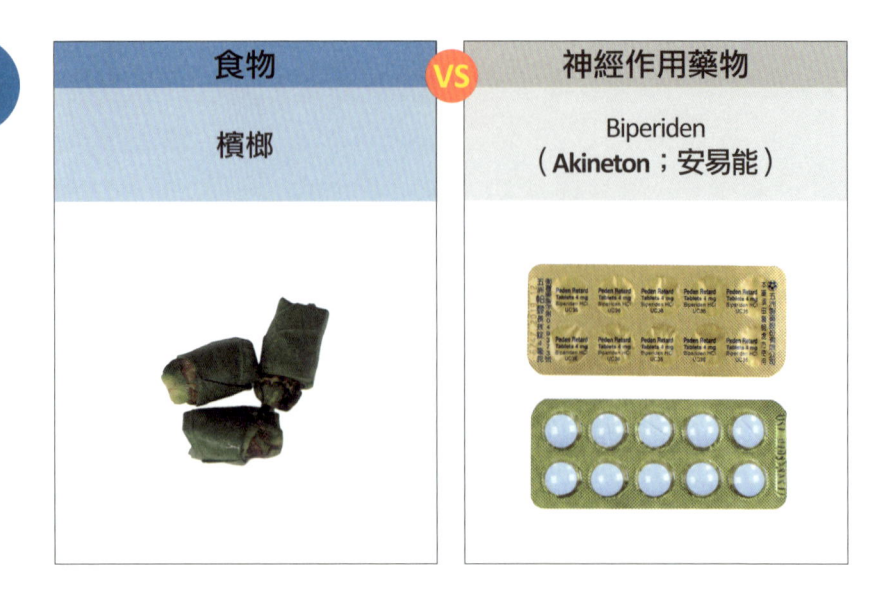

食物	VS	神經作用藥物
檳榔		Biperiden（Akineton；安易能）

案例

57歲的鄭先生，從事鐵工工作。某一天，鄭先生覺得手臂酸痛，原本以為是肌肉拉傷或勞累所致，但過了不久，就開始覺得不太對勁了！因為他的腳也出現了不自覺的抖動。到醫院徹底檢查後，醫師確診鄭先生罹患帕金森氏症。由於鄭先生平時在工地有嚼食檳榔提神的習慣，醫師提醒他：吃帕金森氏症的藥，絕不可以再嚼檳榔，否則會降低藥物的療效。

帕金森氏症是一種慢性、漸進性的神經退化性疾病，由於腦內神經細胞退化，Dopamin（多巴胺）製造不足所導致。當腦部黑質紋狀體Dopamin（多巴胺）不足時，會造成Acetylcholin（乙醯膽鹼）濃度過多，病人會出現顫抖、肌肉僵直、動作緩慢、流口水等症狀，此時可以使用Anticholinergics（抗乙醯膽鹼）藥物改善症狀。

治療帕金森氏症的藥物另外還有Levodopa（左旋多巴胺）、MAO-I（單胺氧化酶抑制劑）、Dopamin agonist（多巴胺致效劑），均能產生與Acetycholin（乙醯膽鹼）濃度平衡作用。迄今為止，雖然已經有許多種治療帕金森氏症的藥物，但沒有藥物可以完全治癒此疾病，藥物治療主要是用來減輕某些因為帕金森氏症所產生的症狀，像是運動困難、靜止時顫抖，或是肢體僵硬等問題，藉由減輕症狀，改善生活品質。

而檳榔含有檳榔鹼Arecoline，藥理作用與乙醯膽鹼類似，可以促進流汗、口水分泌及其他腺體分泌。所以服用Anticholinergics（抗乙醯膽鹼）藥物，如：Biperiden（Akineton；安易能），又嚼食檳榔，**會讓帕金森氏症顫抖、流口水等症狀難以控制，使藥物療效降低**。帕金森氏症病人，若過去有嚼食檳榔習慣，以後就必須要改掉這習慣了。

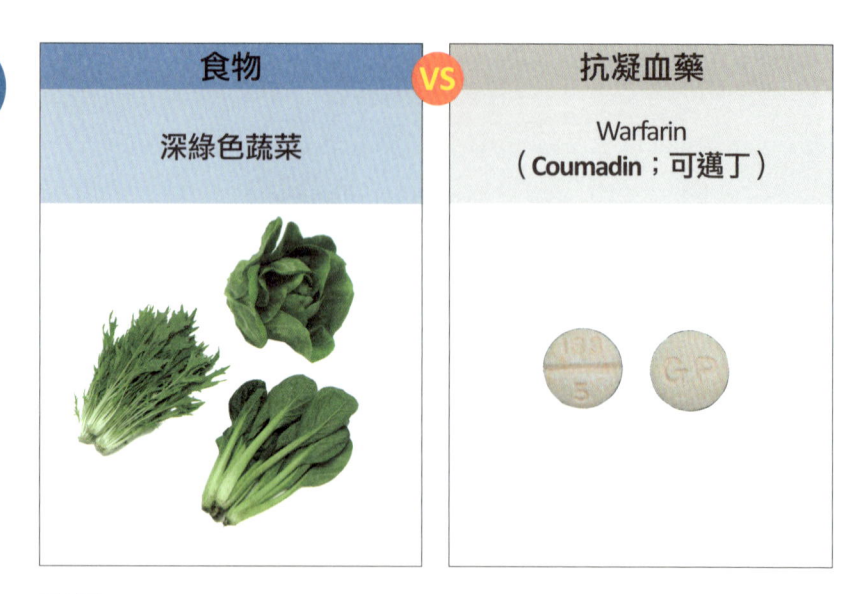

食物 VS	抗凝血藥
深綠色蔬菜	Warfarin（Coumadin；可邁丁）

案例

　　陳先生因為退化性關節炎置換髖關節後，服用 Warfarin（Coumadin；可邁丁），並定期回診抽血檢查。陳太太非常照顧陳先生，每天早上打一杯精力湯給陳先生飲用。最近陳太太到美國幫忙照顧孫子，因此陳先生暫停飲用精力湯，2週後陳先生右上手臂至肩膀出現約 10 公分 *10 公分大片瘀青，趕緊至急診，抽血結果發現凝血時間延長 5 倍而住院。

　　身體產生凝血作用時，需要凝血因子2、7、9及10，而這些凝血因子需要維生素K才能發揮作用。Warfarin（Coumadin；可邁丁）可以抑制體內維生素K的再生，因此具有抗凝血的作用，可預防深層靜脈血栓、肺栓塞或中風。所以，當我們從體外攝取過多的維生素K時，會減低可邁丁抗凝血的作用，增加血栓的危險。精力湯常含有大量的深綠色蔬菜（如荷蘭芹、菠菜等）及芽菜（如苜蓿芽等），這些都是**富含維生素K的食物**，所以會降低可邁丁

本文作者 黃欣怡藥師

的效果。相反，當大量維生素K食物突然減少時，抵抗可邁丁的效果驟然消失，反而造成可邁丁效果增加而出現出血副作用。

　　服用可邁丁期間，醫師會請病患定期回診，並抽血監測凝血功能，目的是調整可邁丁的劑量至合適的凝血時間範圍。可邁丁的抗凝血作用常受到富含維生素K的食物影響，食物中維生素K1之含量如下表。此表格為每100公克食物的維生素K含量，要注意的是，因為**有些食材本身的重量較重，肉眼看見的量較少，因而容易食用過量**，常見容易食用過量的有**動物肝臟、苜蓿、綠茶及各類深綠色蔬菜**。其實，欲避免含維生素K的食物影響可邁丁的作用，最好的方法是儘量固定飲食內容及攝取量，特別是富含維生素K的食物，才能維持可邁丁的療效又不會造成副作用。

每100公克食物維生素K1之含量

超過500微克	綠茶（乾燥）、大豆油、抱子甘藍、紫紅藻、大頭菜
20至500微克	鷹嘴豆、扁豆、蕁麻葉、海藻、菠菜
101至200微克	牛肝、蛋黃、芥藍菜、包心菜、綠花椰菜、萵苣、綠豆、黃豆、過貓
51至100微克	燕麥、麥麩、雞肝、豬肝、豌豆、海藻、石蓴、西洋菜（水田芥）
11至50微克	乾燥咖啡豆（粉）、蜂蜜、草莓、麵粉、小麥胚芽、全蛋、蘆筍、胡蘿蔔、青豌豆、四季豆、納豆、馬鈴薯、番茄、海苔
1至10微克	牛奶、紅花油、棕櫚油、椰子油、蘋果、柳橙、牛絞肉、甜菜、黃瓜、蘑菇

參考資料來源：Micromedex。（製表／童麗霞營養師）

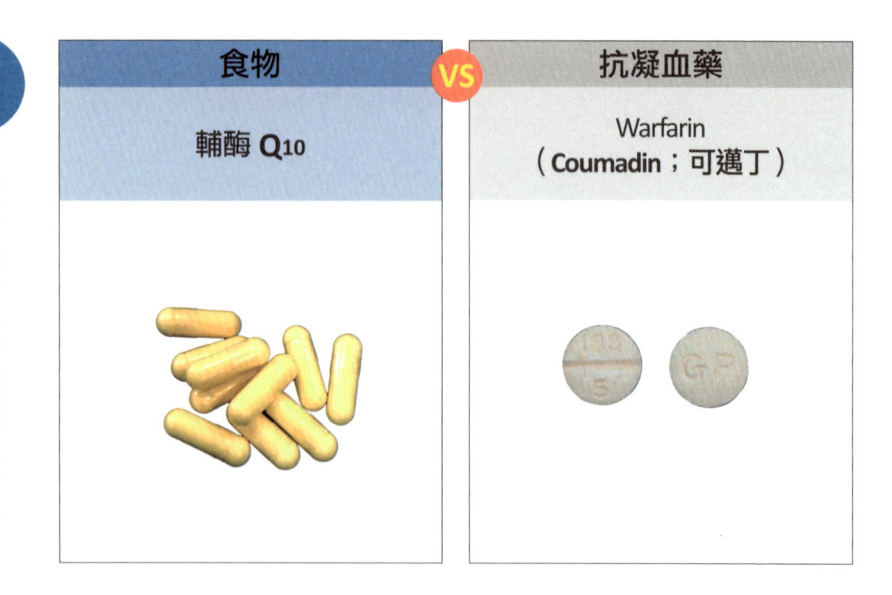

食物 VS	抗凝血藥
輔酶 Q10	Warfarin（Coumadin；可邁丁）

案例

　　林女士因為心臟瓣膜疾病及心房顫動，服用 Warfarin（Coumadin；可邁丁）以預防血栓，3 年來規則回診並控制良好。因為聽說輔酶 Q10 可以抗氧化、保持青春，因此購買了 Q10 產品服用，持續 3 個月後，一天早上忽然口齒不清、右側手腳虛弱無力，由家人送至急診室後，診斷為栓塞性腦中風。

　　輔酶 Q10（coenzyme Q10）具有抗氧化作用，在市面上許多輔酶 Q10 產品以「抗老化、保青春」為訴求，來吸引民眾購買。輔酶 Q10 與維生素 K2 的化學結構相似，而維生素 K 是 Warfarin（Coumadin；可邁丁）的拮抗劑，也就是會抵消可邁丁抗凝血的作用，使其療效降低。

　　雖然有研究顯示病患在使用可邁丁達穩定療效

本文作者 黃欣怡藥師

時，併用輔酶Q10並不會影響凝血功能（國際標準化比值-INR）。但是仍有報告指出，病人**併用輔酶Q10與可邁丁，造成可邁丁療效變差甚至導致肺栓塞或中風**。因此，可邁丁與輔酶Q10併用時應小心注意監測凝血功能（包括凝血酶原時間〔PT〕及國際標準化比值〔INR〕），並定期回診，沒有必要最好避免併用。

市面上有許多保健營養品或膠囊錠狀食品與輔酶Q10一樣會減低可邁丁抗凝血的療效，所以服用可邁丁的民眾欲購買這些保健營養品或膠囊錠狀食品時，需先諮詢醫師或藥師是否可併用。若已經併用一段時間且尚未告知醫師或藥師，則請回診與醫師或藥師討論後再決定是否停藥。

會減低可邁丁抗凝血的療效的保健營養品或膠囊錠狀食品

英文成分名	中文成分名	其他別名或產品名稱
Vitamin K	維生素K，維他命K	
Goldenseal	金印草	白毛茛、北美黃蓮
Green Tea tablet	綠茶錠	
Enteral nutrition	管灌營養品	

食物	VS	抗凝血藥
銀杏		Warfarin （Coumadin；可邁丁）

案例

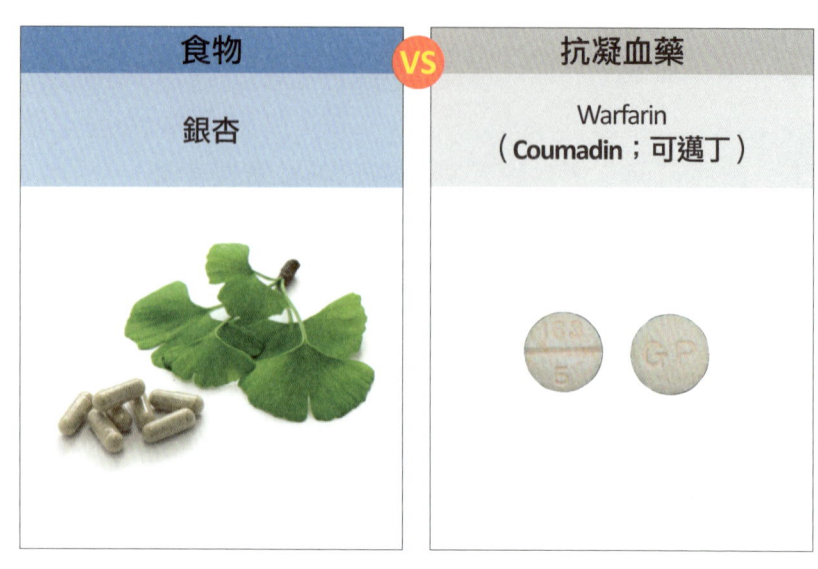

　劉老先生患有心房顫動，因此服用 Warfarin（Coumadin；可邁丁）以預防中風，最近因為記憶力衰退，便服用弟弟送的保健食品銀杏萃取物錠劑，1 個月後覺得疲倦、虛弱及黑便至急診就醫，醫師診斷為胃腸道出血。

　　銀杏萃取物（Ginkgo biloba extract）具有抑制血小板的作用，使血液不易凝集，與抗凝血劑Warfarin（Coumadin；可邁丁）併用，會**使血液的凝血功能下降，增加出血的風險**。常見的出血症狀包括**腸胃道出血（會有血便或黑便）、出血性中風、瘀青或牙齦出血、鼻血不止**等。

　　服用可邁丁的病患，應避免服用銀杏萃取之相關產品，若已經服用並發生上述出血症狀時，應立即停用銀杏萃取物並回診。市面上許多保健營養品或膠囊錠狀食品（如右表所示）和銀杏一樣，與可邁丁併服會增加出血的副作用。因此，服用可邁丁期間，應避免服用任何保健營養品或膠囊

本文作者 黃欣怡藥師

錠狀食品，才不會讓自己暴露於風險中。若有服用的必要，應先諮詢醫師或藥師，並規則回診抽血監測凝血功能。併用期間，需警覺是否有出血症狀的發生，若一但發現血便、黑便、血尿、出血性中風症狀（如偏癱、半身無力、昏迷等），需立即停用保健營養品或膠囊錠狀食品，馬上就醫。若出現不明瘀青或牙齦出血、鼻血不止等較輕微的出血症狀時，也應停用保健營養品或膠囊錠狀食品，並於回診時告知醫師及藥師。

會增加可邁丁出血副作用的保健營養品或膠囊錠狀食品

英文成分名	中文成分名	其他別名或產品名稱
Fish oil	魚油	
Papaya extract	番木瓜萃取	
Nattokinase	納豆激酶	
Ginkgo biloba	銀杏	
Glucosamine	固可沙明、葡萄糖胺	維骨力、固樂沙敏
Vitamin A	維生素 A	
Borage oil	琉璃苣油	
Devil's Claw + MSM	南非鉤麻／魔鬼爪	補骨素
Aloe	蘆薈	
Cat's Claw	貓爪草	
Horse chestnut	七葉樹	
Bilberry	山桑子	
Fenugreek	葫蘆巴	
Motherwort	益母草	
Capsaicin	辣椒素	
Evening primrose oil	月見草油	
Red Clover	紅花苜蓿	

食物	VS	非類固醇類消炎止痛藥
銀杏		非類固醇類消炎止痛藥

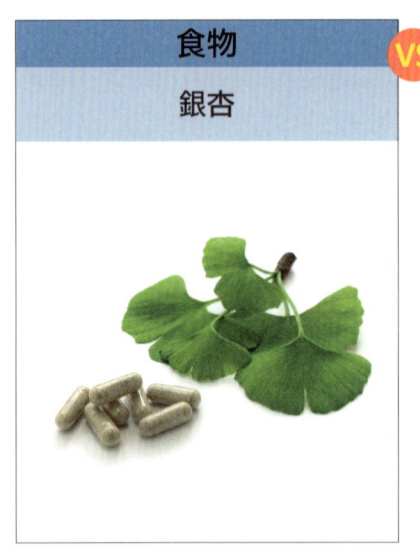

案例

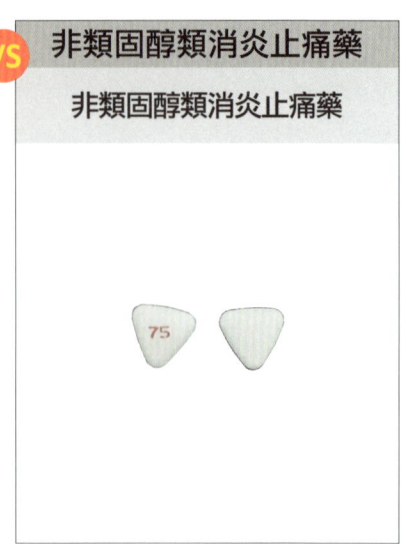

李女士，62歲，看了電視上的廣告，為了促進末梢血液循環，半年前開始服用銀杏類保健食品。因工作需提重物，造成腰酸背痛，於是就醫檢查，並使用非類固醇抗炎止痛藥治療。兩者併用過了1個月後，漸漸有一些血便的情況，後來回診告訴醫師，做進一步檢查，發現有消化性潰瘍，疑似因長期併用銀杏與非類固醇抗炎止痛藥，而造成出血的副作用。

銀杏，具有改善末梢血液循環的作用，一般會用在腦部或是四肢周邊的血液循環障礙，像是頭暈、聽力不良，或是智力低下、末梢肢體麻木、間歇性跛行等。市面上有許多此類的保健食品，標榜對於腳麻不易行走或是容易健忘有其助益，對於銀髮族很有吸引力。

本文作者 張維舜藥師

　　非類固醇類消炎止痛藥，顧名思義，具有止痛的作用，但是這類藥物，也會有抑制血液中血小板凝集的作用。若是劑量過多、使用頻率較高，或是年長者使用，需特別注意可能會有潛在消化性潰瘍的發生。

　　銀杏本身也有抑制血小板的作用，若與非類固醇類消炎止痛藥併用，更容易會有出血的傾向。雖然兩者並非不能一起服用，但是**須注意平時是否有出血的徵兆，像是皮下瘀青、刷牙容易牙齦流血不止、血尿、血便等**。若有出血症狀，須立即停藥就醫，以免造成更嚴重的後果。

　　其他常見的藥物，像是阿斯匹靈、預防血小板凝集的 Clopidogrel（Plavix；保栓通），都也有可能和銀杏併用造成出血的風險，合併使用時也需要注意。

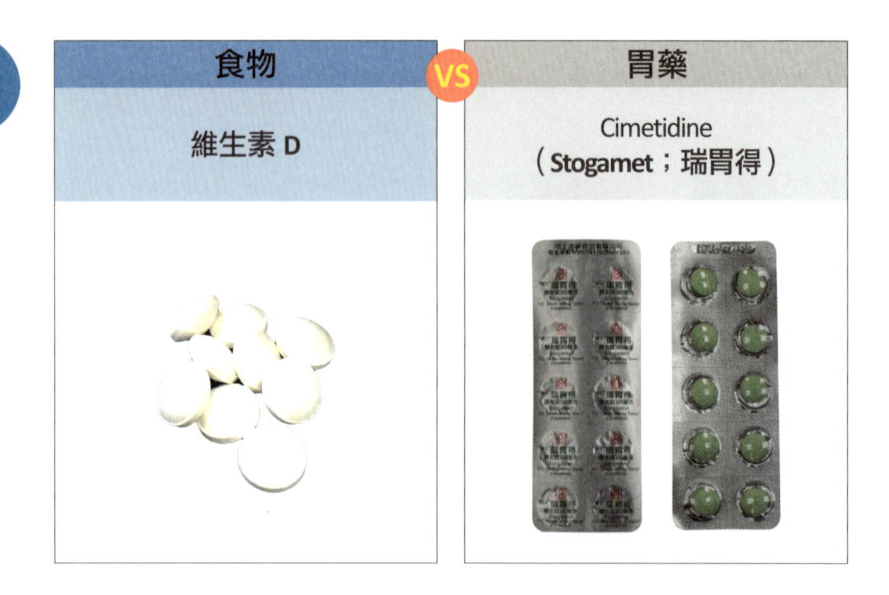

食物	VS	胃藥
維生素 D		Cimetidine （Stogamet；瑞胃得）

案例

張女士，72 歲，有輕度骨質疏鬆症，平時有補充鈣片與維生素 D 作為保養。因為容易感到腰酸背痛，偶爾會請醫師開立一些止痛藥物，另加一些胃藥。有一次領完藥，特別請教藥師有關自身用藥與保健食品有無影響。藥師檢視過藥品與保健食品後，發現胃藥的 Cimetidine（Stogamet；瑞胃得），會影響健康食品的維生素 D 吸收。為了避免維生素 D 攝取不足，請張女士再跟醫師討論，是否需要改換其他胃藥。

骨質疏鬆症是老年人常見的疾病之一，尤其是更年期後的婦女，缺乏雌激素的保護，骨質流失的速度會更快。在預防骨質疏鬆的藥物，最為人熟知的就是鈣質補充，但是單純補充鈣質是不夠的，為了增加鈣的腸胃道吸收，也需要有足夠的維生素 D 攝取（註）。有些複方藥品中，就內

本文作者　張維舜藥師

含維生素 D，像是預防與治療骨質疏鬆症的 Alendronate & Cholecalciferol（Fosamax Plus；福善美保骨錠），以及用於鈣及維生素 A、D 缺乏症之治療的 Calcium Susp.（All-Right；優乳鈣乳劑），使用上就要注意維生素 D 的含量，避免額外補充造成維生素 D 中毒。

　　瑞胃得膜衣錠屬於乙型組織胺阻斷劑（H2-blocker），常用於治療消化性潰瘍及胃食道逆流症。**若同時服用維生素 D，會增加維生素 D 的代謝，降低血中維生素 D 的濃度，長久下來容易導致低血鈣的發生**。若兩者皆必須長期使用，建議增加維生素 D 的劑量，並注意是否有低血鈣的情況。關於劑量需再跟主治醫師討論，依病情做調整，切勿自行變更劑量。

註：**維生素 D 攝取量**
1. 常用單位有兩種，微克或是 IU，兩者的換算是：1 微克 =40 IU。
2. 銀髮族每日建議攝取量是 10 微克（或是 400 IU）。

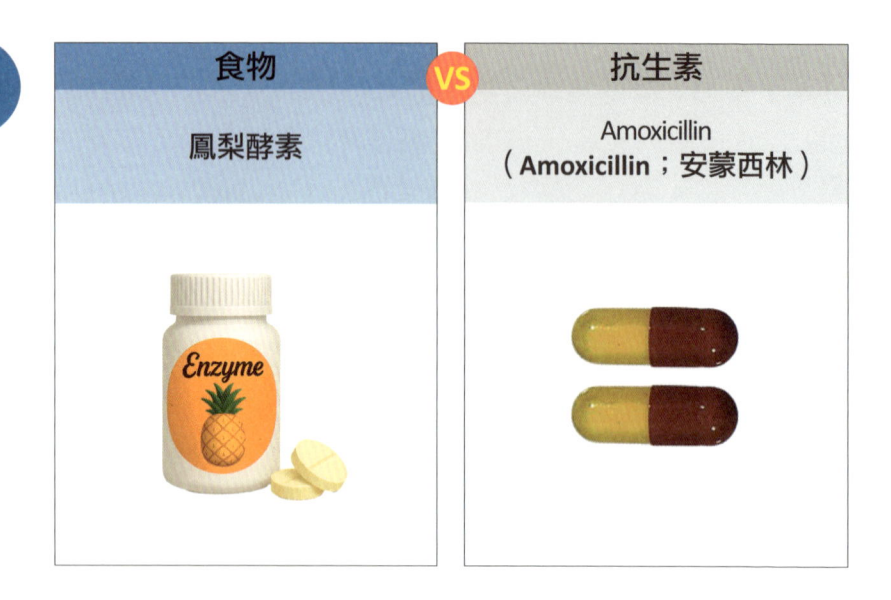

食物 VS	抗生素
鳳梨酵素	Amoxicillin （Amoxicillin；安蒙西林）

案例

　　32 歲的小庭因為牙齦膿腫至牙科就診，醫師開立了 Amoxicillin（Amoxicillin；安蒙西林）口服 7 天療程。小庭的朋友知道小庭有牙疼的症狀，也趕緊送小庭一瓶「鳳梨酵素錠」，說是有「消炎」的效果。前三天一切正常，但到了第 4 天，小庭出現腹部絞痛、腹瀉，甚至感覺肚子「翻攪不止」，只好回診求助。牙醫師進一步詢問才發現小庭自行服用保健食品「鳳梨酵素」，考量可能有與 Amoxicillin（安蒙西林）交互作用，建議她先停用酵素、持續完成抗生素療程。停用後，小庭的腹瀉與腹痛逐漸緩解。

　　鳳梨酵素（Bromelain）是萃取自鳳梨莖部的蛋白分解酵素，宣稱可助消化、抗發炎、減輕腫脹，但它會干擾多種藥物代謝與吸收，例如抗生素、抗凝血劑。

　　而 Amoxicillin（Amoxicillin；安蒙西林）是一種青黴

素類廣效抗生素,常用於治療細菌感染,如上呼吸道、牙科感染等,常見副作用包括:腸胃不適(最常見)、過敏反應、皮疹等。

鳳梨酵素是一種蛋白酶,可能與抗生素安蒙西林產生交互影響。可能發生的機轉包括:

1. 增加抗生素吸收率,有研究指出鳳梨酵素可能會促進安蒙西林在腸道的吸收,導致血中濃度升高;
2. 增強藥效但提高副作用,濃度提高雖然可能提升療效,但也增加胃腸不適風險,如腹瀉、胃痛等;
3. 攪亂腸道菌叢平衡,抗生素本身已會破壞腸道菌叢,再加上酵素刺激,副作用更明顯。

就醫時要主動說明所服用的保健品、酵素、草藥,若需合併使用,應事前與醫療人員討論確認安全性。此案例發生腹瀉的副作用,也不可以自行中斷抗生素療程。如有嚴重腹瀉、腹痛、血便,應該立即就醫,排除偽膜性腸炎等情形。

Part 4
菸與西藥交互作用

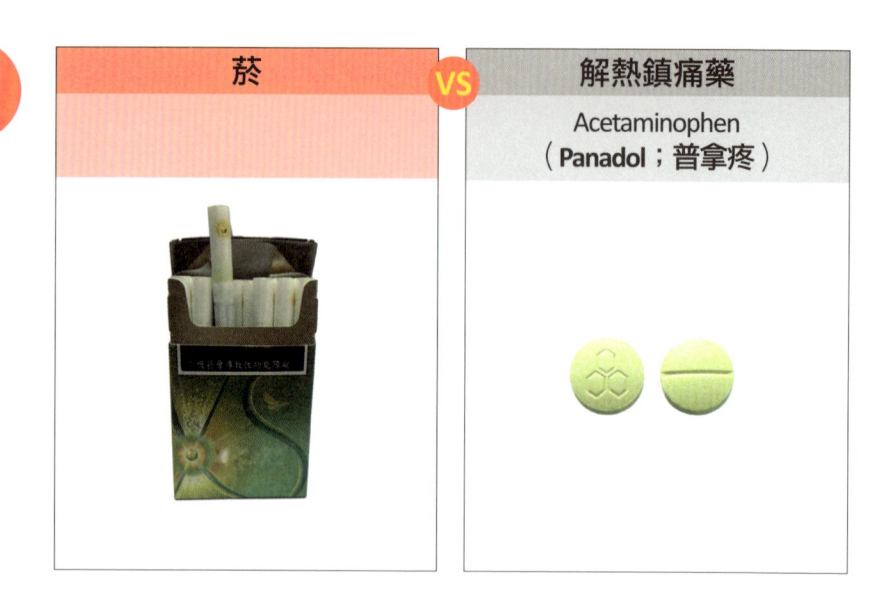

菸 VS	解熱鎮痛藥 Acetaminophen（**Panadol**；普拿疼）

案例

　　李先生，33歲，是一位電腦工程師。他長期有抽菸的習慣，每天平均要抽 2 包菸。昨天他因為發燒、頭痛、喉嚨痛、流鼻水，到醫院看診。醫師診斷為感冒，並且開了解熱鎮痛藥 Acetaminophen（Panadol；普拿疼）給他服用，用於治療發燒、頭痛和喉嚨痛。但是他服用普拿疼後，覺得發燒、頭痛和喉嚨痛等症狀並未緩解。2 天後，他又到醫院回診。經過醫師仔細詢問他的服藥狀況和生活作息，發現他長期有抽菸的習慣，可能是導致感冒症狀無法有效被藥物控制的主要原因。因此醫師建議他在感冒未痊癒前，不要抽菸，並持續追蹤病情。

　　　　解熱鎮痛藥 Acetaminophen（Panadol；普拿疼）是經由 CYP1A2 酵素代謝。當病患有抽菸習慣，又同時在服用解熱鎮痛藥普拿疼時，**菸可能導致普拿疼在病患身體中的生體可用率減少，造成普拿疼的藥效變差**，無法改善發

本文作者　何振珮藥師

燒、頭痛和喉嚨痛等感冒症狀，進而影響病患的工作與生活作息。

依據文獻建議，病患在服用普拿疼來治療發燒、頭痛和喉嚨痛等感冒症狀的期間，應停止抽菸。

如果病患在服用普拿疼的期間，無法停止抽菸時，應考慮調整普拿疼的劑量，並且嚴密監控普拿疼的治療效果。當感冒症狀一直無法改善時，應立即就醫。

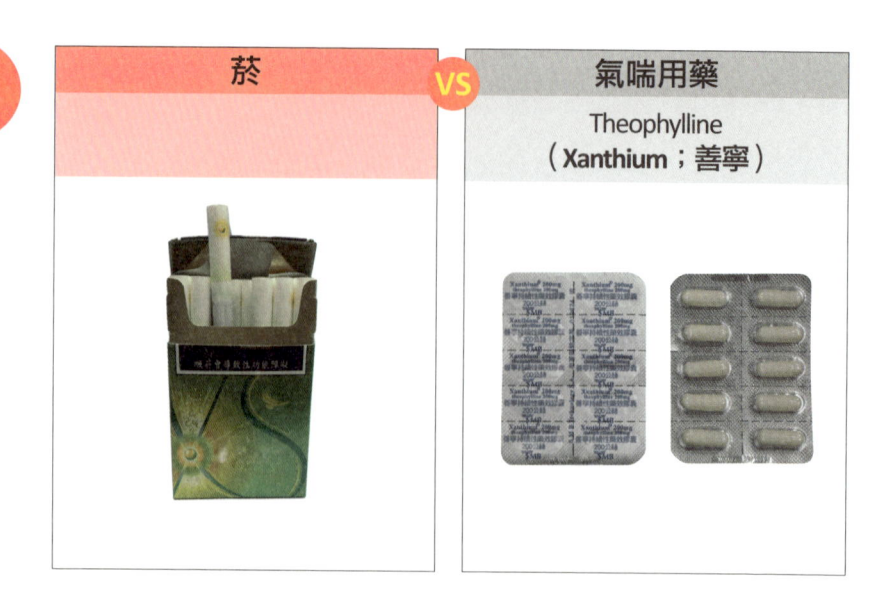

| 菸 | VS | 氣喘用藥 Theophylline（Xanthium；善寧） |

案例

　　邱同學，21歲，是一位大學生。他從小就患有氣喘，長期在服用氣喘用藥 Theophylline（Xanthium；善寧），氣喘症狀也一直被控制得很好。最近他因為看到朋友抽菸，覺得抽菸是一件很帥、很有趣的事情，於是開始學著抽菸，每天都會抽上幾根。但是這幾天他開始有咳嗽的情形發生，走路或運動會微喘，喘息時會伴隨有聲音。某天在學校上課時，他突然氣喘發作，被緊急送到醫院掛急診。經過醫師仔細詢問他的服藥狀況和生活作息，發現他最近有抽菸的情形，可能是導致氣喘症狀無法有效被藥物控制的主要原因。因此醫師趕緊做了緊急的治療處置，並且建議他不能抽菸，也建議回門診繼續追蹤病情。

　　　氣喘用藥Theophylline（Xanthium；善寧持續性膠囊）是經由CYP1A2酵素代謝。當病患有抽菸的情形，又同時在服用善寧持續性膠囊時，**菸可能令善寧在病患身體中的**

本文作者 何振珮藥師

生體可用率減少,造成善寧的藥效變差,進而無法有效控制氣喘症狀,影響病患的日常生活與生命安全。

　　依據文獻建議,病患在服用善寧來控制氣喘發作時,應該要戒菸或停止抽菸,並且要嚴密監控善寧的治療效果,以免無法有效控制病情或導致氣喘症狀惡化。當氣喘症狀一直無法改善或惡化時,應馬上就醫。

菸	VS	抗凝血藥
		Warfarin （Coumadin；可邁丁）

案例

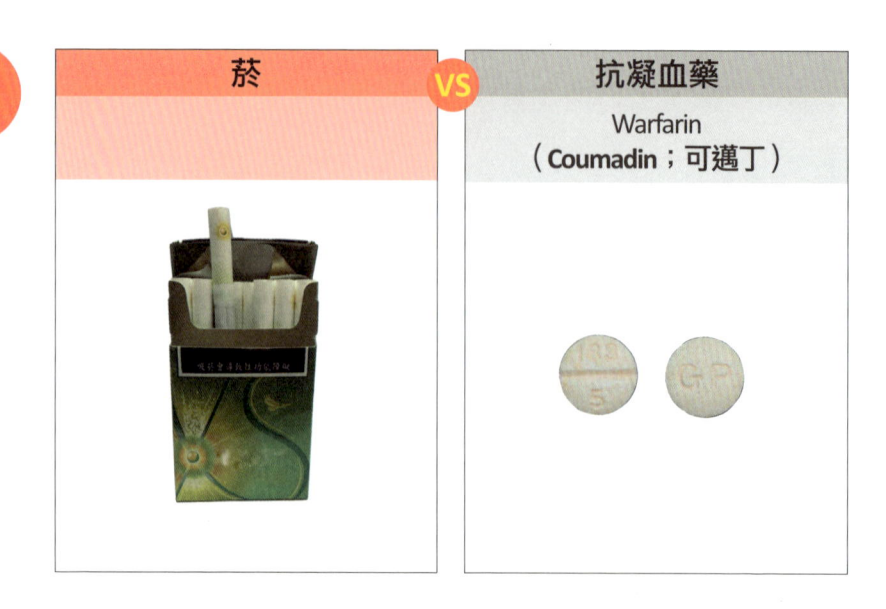

　　林先生，71歲，是一位退休警官。他長期有抽菸的習慣，每天平均要抽1包菸。半年前，他因為發生嚴重的心房纖維顫動，心臟內科醫師幫他開了抗凝血藥Warfarin（Coumadin；可邁丁），來治療血栓性栓塞症，但是他的病情一直無法得到很好的控制。經過醫師仔細詢問他的服藥狀況和生活作息，發現他有抽菸的習慣，可能就是導致藥物無法有效控制病情的原因。因此醫師建議他戒菸，並且調整藥物劑量，持續監測出血風險與國際標準化比值（INR）。1個月後，病情逐漸有所改善，血栓性栓塞症也得到控制。

　　抗凝血藥Warfarin（Coumadin；可邁丁）是經由CYP1A2酵素代謝。當病患有抽菸習慣，又同時在服用可邁丁時，**菸可能導致可邁丁在病患身體中的生體可用率減少，造成可邁丁的藥效變差**，進而會降低國際標準化比值

（INR），而無法有效控制病情。

　　依據文獻建議，服用可邁丁用來治療心房纖維顫動所引起之血栓性栓塞症的期間，應停止抽菸或戒菸。

　　如果病患在服用可邁丁來治療心房纖維顫動所引起之血栓性栓塞症的期間，無法停止抽菸時，應考慮調整可邁丁的劑量，並且應該要更頻繁的監測出血風險、國際標準化比值（INR）和可邁丁的治療效果，藉此判斷藥物的藥效。當病患發生出血症狀時，應立即就醫。

| 菸 VS | 心臟用藥 Propranolol（Inderal；普潘奈） |

案例

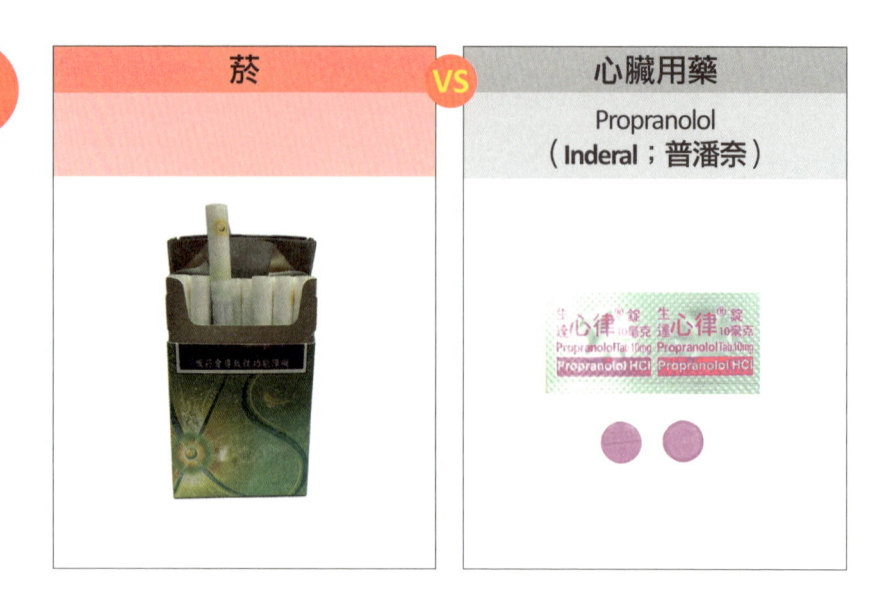

　　陳先生，58 歲，是一位報社記者。他平時有抽菸習慣，抽菸時間長達 30 年，每天平均要抽 1 包菸。1 個月前，他被醫師診斷患有心律不整，並且開始服用心臟用藥 Propranolol（Inderal；普潘奈），來緩解心跳過快的症狀。但是他的病情一直無法得到很好的控制。經過醫師仔細詢問他的服藥狀況和日常作息，發現他有抽菸的習慣，可能是導致藥物無法有效控制病情的原因。因此醫師建議他戒菸，並且調整藥物劑量，持續監測心跳速率。1 個月後，病情逐漸有所改善，心跳過快的症狀也獲得控制。

　　心臟用藥 Propranolol（Inderal；普潘奈）是經由 CYP1A2 酵素代謝。當病患有抽菸習慣，又同時在服用普潘奈時，**菸可能導致普潘奈在病患身體中的生體可用率減少，造成普潘奈的藥效變差**，無法有效降低心跳過快的症

本文作者 何振珮藥師

狀，進而影響病患的病情控制與日常作息。

　　依據文獻建議，病患在服用普潘奈來治療心律不整所造成心跳過快的期間，應停止抽菸或戒菸。

　　病患在服用普潘奈的期間，如果無法停止抽菸時，應考慮調整心臟用藥普潘奈的劑量，並且持續監測病患的心跳速率和普潘奈的治療效果，藉此判斷藥物的藥效。當病患有心跳過快或不舒適時，應馬上就醫。

菸 VS	抗憂鬱藥 Fluvoxamine（Luvox；無鬱寧）

＊翻拍自網路

案例

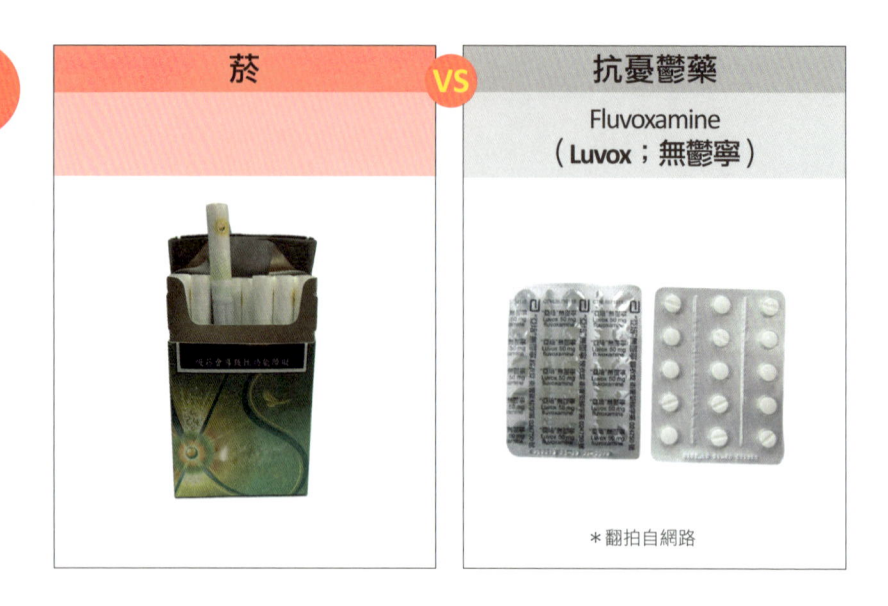

　　文先生，37 歲，是一位計程車司機。平時因為工作時間長，所以他習慣用抽菸來提振精神，每天平均要抽 2 包菸。2 個月前，他被醫師診斷患有重度憂鬱症，並且開始服用抗憂鬱藥 Fluvoxamine（Luvox；無鬱寧）。但是他的病情一直無法得到很好的控制，甚至已經嚴重影響工作及日常生活。經過醫師仔細詢問他的服藥情形和生活作息，發現他有抽菸的習慣，可能是導致藥物無法有效控制病情的原因。因此醫師建議他戒菸，並且調整藥物劑量，嚴密監控病情。1 個月後，病情逐漸有所改善，他也慢慢恢復正常的工作與生活。

　　抗憂鬱藥 Fluvoxamine（Luvox；無鬱寧）是經由 CYP1A2 酵素代謝。當病患有抽菸習慣，又同時在服用無鬱寧時，菸可能導致無鬱寧在病患身體中的生體可用率減少，造成無鬱寧的藥效變差，無法有效控制病情，進而影

本文作者 何振珮藥師

響病患的工作與日常生活。

　　依據文獻建議，病患在服用無鬱寧來治療憂鬱症的期間，應停止抽菸或戒菸。

　　如果病患在服用無鬱寧治的期間，無法停止抽菸時，應考慮調整無鬱寧的劑量，並且嚴密監控無鬱寧的治療效果，藉此判斷藥物的藥效。當藥品一直無法有效控制病情時，應盡速就醫。

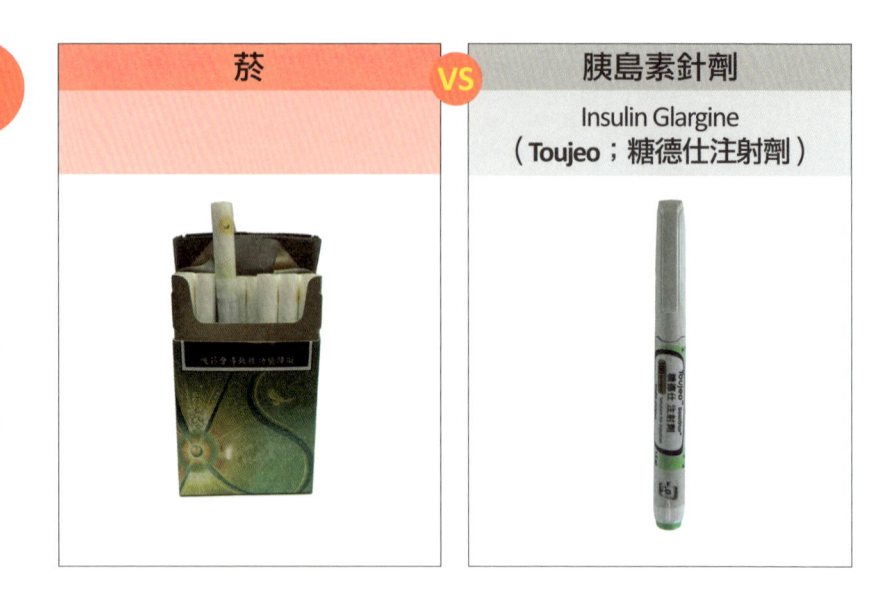

| 菸 VS | 胰島素針劑 Insulin Glargine（Toujeo；糖德仕注射劑） |

案例

　　曾爺爺，66 歲，是一位退休老師。他長期使用胰島素針劑 Insulin Glargine（Toujeo；糖德仕注射劑）來控制糖尿病。此外，他平常有抽菸的習慣，每天平均抽 2 包菸。2 個多月前，他因為開始有咳嗽的情形發生，而且走路或運動會微喘，就診後醫師建議他最好不要再抽菸，所以他開始戒菸。但在戒菸 2 個月之後某天晚上 9 點多，他開始發生發抖、冒冷汗、心跳加快、頭暈無力、說話困難等情形，故至急診就醫。抽血後，發現他的血糖值為 58 mg/dL。經醫師仔細詢問他的病況後，發現他近期用藥、飲食與生活作息都很正常，但最近他曾經在家發生幾次低血糖的情形，此外於 2 個月前開始戒菸，醫師認為可能是戒菸後，導致胰島素針劑 Insulin Glargine（Toujeo；糖德仕注射劑）作用增強，而引發低血糖的症狀。

　　當病患有抽菸的情形，又同時在使用胰島素針劑

本文作者 何振珮藥師

Insulin Glargine（Toujeo；糖德仕注射劑）時，**香菸可能導致周邊血管收縮，使得胰島素針劑 Insulin Glargine（Toujeo；糖德仕注射劑）在身體的吸收降低。其次，香菸也可能導致內源性物質釋放，導致胰島素針劑 Insulin Glargine（Toujeo；糖德仕注射劑）產生阻抗作用。**

依據文獻建議，對於長期使用胰島素針劑 Insulin Glargine（Toujeo；糖德仕注射劑）但開始戒菸的病患，或長期抽菸者但初次使用胰島素針劑 Insulin Glargine（Toujeo；糖德仕注射劑），需嚴密監測血糖與糖化血色素數值的控制情形，再進行 Insulin Glargine（Toujeo；糖德仕注射劑）的劑量調整。

因此，長期使用胰島素針劑 Insulin Glargine（Toujeo；糖德仕注射劑）的病患，應避免抽菸，以免影響胰島素針劑 Insulin Glargine（Toujeo；糖德仕注射劑）在體內的藥效。

案例

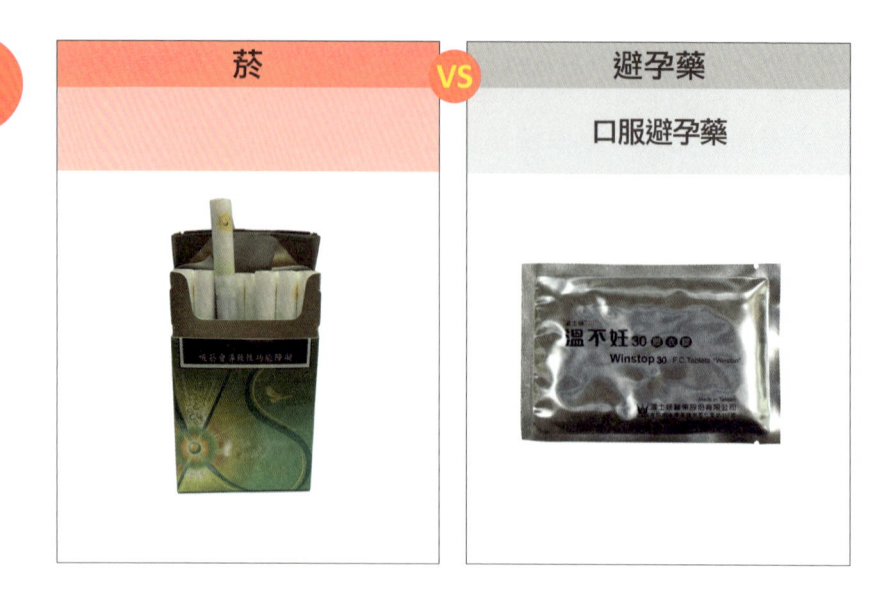

近 40 歲的花花是個老菸槍，體型肥胖，又有高血壓，最近因經期紊亂很是困擾。聽了姐妹淘的建議，自行到藥局買避孕藥調整經期。藥師卻一直勸花花戒菸，否則服用口服避孕藥會增加她罹患心血管疾病的風險。花花對此感到十分疑惑。

口服避孕藥除了用於避孕，還能用來調經。為了減少口服避孕藥副作用，目前市面上有許多由不同結構及含量的雌激素和黃體素組合而成的複方口服避孕藥，由於使用方便且有多種用途，口服避孕藥使用率相對而言是高的。

然而，由於口服避孕藥有增加罕見但嚴重（可能造成死亡）的血栓風險，因此食品藥物管理署在2016年9月公告了含有norgestimate、desogestrel、gestodene、drospirenone等成分的複方口服避孕藥的風險管理計畫書，以確保民眾

本文作者 陳怡珊藥師

能正確安全的使用此類藥品。其中的病人用藥安全指引提到：**體重過重**（BMI身體質量指數超過30）、**年齡大於35歲**、抽菸、高血壓的病患在使用上述的口服避孕藥時，要特別小心嚴重血栓的風險。

案例中的花花的確是服用口服避孕藥可能增加血栓風險的高危險群，其中抽菸原本就是心血管疾病的危險因子，尤其是抽愈多、年紀愈大，風險也就更高。因此服用口服避孕藥務必經過醫師評估處方，不可自行購買。若服藥後出現血栓症狀（如：**下肢腫脹、呼吸急促、劇烈頭痛、四肢無力、說話困難、急性視力模糊等**），要立即諮詢醫師。

Part 5
酒精與西藥交互作用

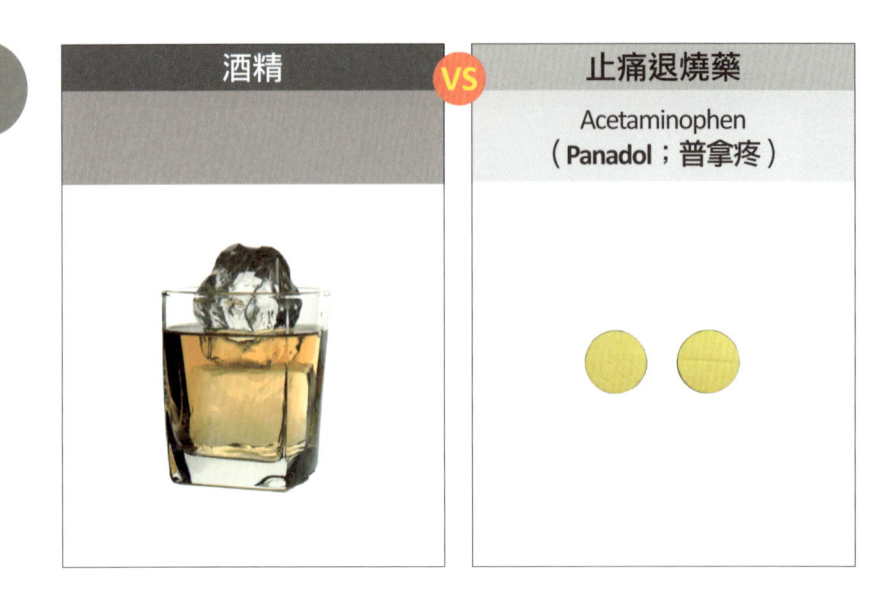

| 酒精 | VS | 止痛退燒藥 Acetaminophen（Panadol；普拿疼） |

案例

　　陳先生是一名建築工人，因為工作的關係，每天飲用 2 瓶「保力達」來提神。某日返家途中發生交通事故，之後便時常有頭痛的現象，於是至藥局購買普拿疼加強錠來緩解頭痛，但仍未改變飲酒的習慣。約 3 個月後，陳先生感到異常疲倦、噁心與食慾不振，至醫院檢查後發現肝指數異常高、白蛋白血中濃度不足而且凝血功能也變差，醫師診斷為肝臟衰竭。

　　常聽癮君子這樣說：「酒精和藥物併用真有這麼嚴重嗎？」「只要不是將藥物和酒同時吞下肚應該就沒事吧？」事實上，空腹飲酒時，最高酒精血中濃度出現在飲酒後30分鐘至2小時內，如果是吃飽後喝酒，身體約2至6小時才可將酒精吸收完全，因此，不管是喝酒前吃藥或酒後吃藥，藥物與酒精都可能會在身體內造成交互作用。

本文作者 邱鴻義藥師

Acetaminophen（Panadol；普拿疼）是一種常見的止痛退燒藥物，而且市售有不需醫師處方的指示藥品，取得相當方便，因此民眾容易在不知不覺中濫用，並因此產生藥物交互作用。普拿疼經由肝臟代謝酵素作用後產生具嚴重肝細胞毒性的NAPQI（N-acetyl-para-benzoquinone imine），一般狀況下NAPQI可藉由與肝臟內的麩胱甘肽（glutathione、GSH）結合，形成無毒性的硫醚尿酸（mercapturic acid）排除，但是**長期飲酒可以導致肝臟麩胱甘肽嚴重不足，而無法解除NAPQI的肝毒性**，終致產生肝衰竭的後果。

常見含有 Acetaminophen 成分的藥品
- Acetaminophen（普拿疼、Panadol、Scanol，每錠含 500 毫克）
- Parafon Forte（或 Sketa、Ancogen，每錠含 300 毫克）
- Ultracet（或 Tramacet，每錠含 325 毫克）

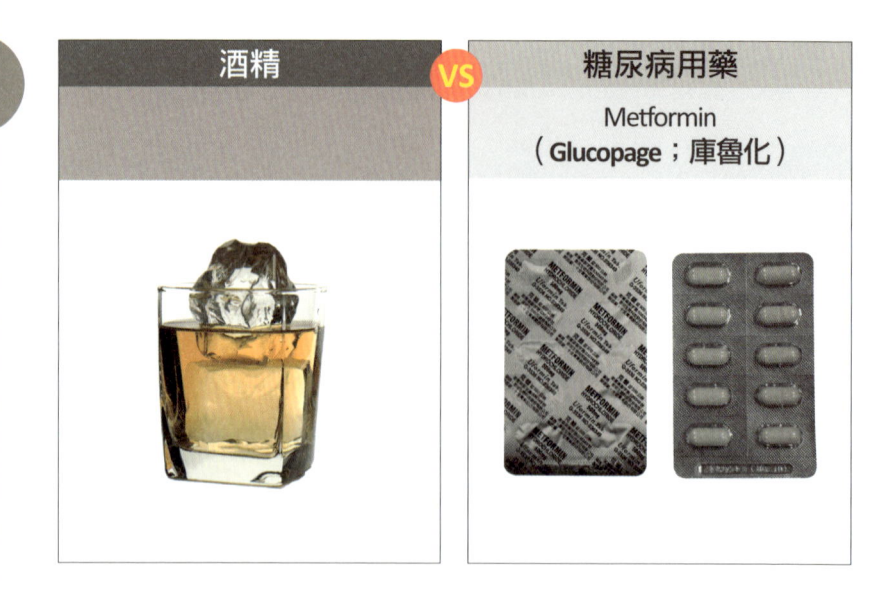

酒精	VS	糖尿病用藥
		Metformin （Glucopage；庫魯化）

案例

65 歲杜先生平常就有小酌的習慣，因近日感覺容易疲倦求助於肝膽腸胃科，抽血檢驗後發現有血糖過高與輕微肝腎功能不足的現象，經醫師診斷罹患第二型糖尿病，並且開立 Metformin（Glucopage；庫魯化）（每天 2 次，每次 1 顆）控制其血糖。杜先生依照醫師指示按時服藥，但是喝酒的習慣並沒有改變。一個星期後疲勞感非但沒有減輕，反而更加嚴重，而且伴隨噁心嘔吐、全身無力及肌肉痠痛的感覺，緊急求助於急診，抽血檢驗發現血中乳酸高達 5.2 mEq/L（正常值 0.5-2.2 mEq/L），且肝腎功能變得更差。緊急停用庫魯化並入院接受治療後，杜先生的健康逐漸恢復。

杜先生確診為 Metformin（Glucopage；庫魯化）所引發的乳酸中毒（Metformin-Associated Lactic Acidosis, MALA）。Metformin常用的商品名例如：庫魯化、泌樂

寬、利糖平、顧糖維等，是第二型糖尿病的首選藥物，由於使用後不會促進胰島素分泌，所以不會引發低血糖，加上價格低廉，廣泛應用於臨床上。然而庫魯化最惡名昭彰的不良反應就是引發MALA。MALA出現在大量吞服、肝腎功能不佳與產生交互作用時。

　　杜先生因飲酒的緣故肝臟有輕微硬化現象，而腎功能指數eGFR僅有43 ml/min，屬於須小心使用Metformin的族群，然而服藥期間過度飲酒成為壓倒駱駝的最後一根稻草。目前飲酒造成MALA的機轉並不清楚，但**服藥期間飲酒確實增加庫魯化在體內的累積，使發生乳酸中毒的機率升高**，因此建議有飲酒習慣的糖尿病患於使用庫魯化後，應該停止飲酒。

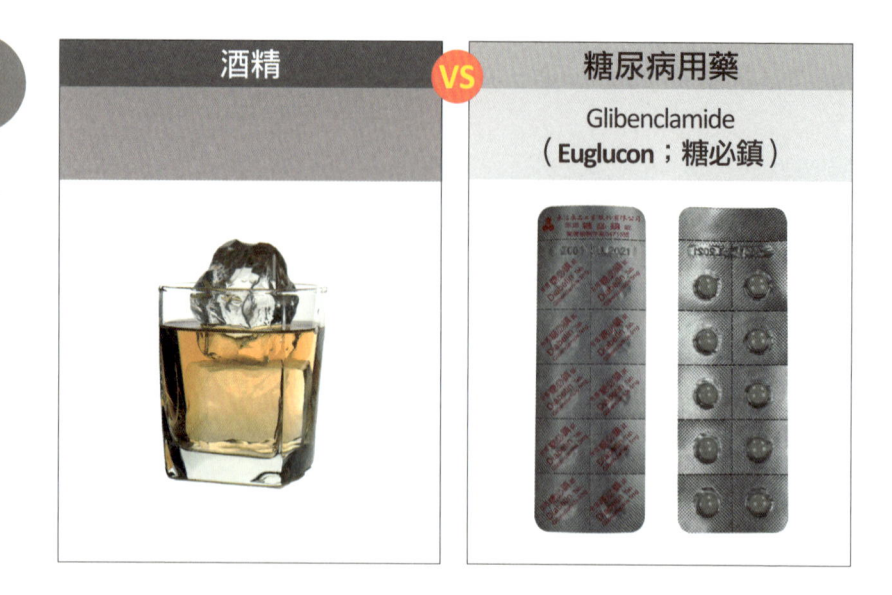

酒精	VS	糖尿病用藥
		Glibenclamide （Euglucon；糖必鎮）

案例

　42 歲的李先生，身材微胖，沒有抽菸喝酒等不良嗜好，然而父母親皆有糖尿病病史，李先生也在 41 歲時診斷出糖尿病，目前服用 Glibenclamide（Euglucon；糖必鎮）（每錠 5 毫克）每天 2 次，每次 1 顆，加上飲食與適度的運動，血糖控制得相當平穩。去年年底逢李先生大喜之日，親朋好友無不舉杯恭賀，李先生高興得以紅酒一一回敬，然而典禮進行至尾聲時，李先生感到頭重腳輕，冒冷汗合併嚴重的噁心嘔吐現象，緊急送醫後發現，原來是糖尿病用藥糖必鎮與紅酒發生交互作用所導致。

　　Glibenclamide（Euglucon；糖必鎮）屬於 Sulfonylurea（SU；磺醯脲素）類的口服降血糖藥，藉由促進胰島素的分泌，達到降低血糖的效果，常應用於糖尿病的治療。紅酒的酒精濃度約 8%至 14%，屬於酒精濃度中階的酒類。酒精於代謝過程中產生較具生理毒性的乙醛，藉由乙醛脫氫

酵素（aldehyde dehydrogenase, ALDH）的作用將乙醛轉化為毒性較低的乙酸，最後形成水與二氧化碳排出體外。

使用糖必鎮期間大量飲酒，會**導致乙醛堆積，進而引發周邊血管擴張、臉紅、噁心、嘔吐、頭暈、低血壓與心跳加速**等類似喝醉酒的生理反應。此外，**糖必鎮配上酒精還有可能引起低血糖的危險狀態**。李先生因平日並沒有飲酒的習慣，體內ALDH的數量原本就不多，加上使用降血糖藥糖必鎮，喜宴飲酒後引發嚴重醉酒反應與低血糖症狀，差點失去寶貴性命。

建議使用磺醯脲素類口服降血糖藥的民眾應避免大量飲酒，有飲酒習慣的朋友於就醫時應該主動告知醫師，讓醫師作為處方修正的依據。

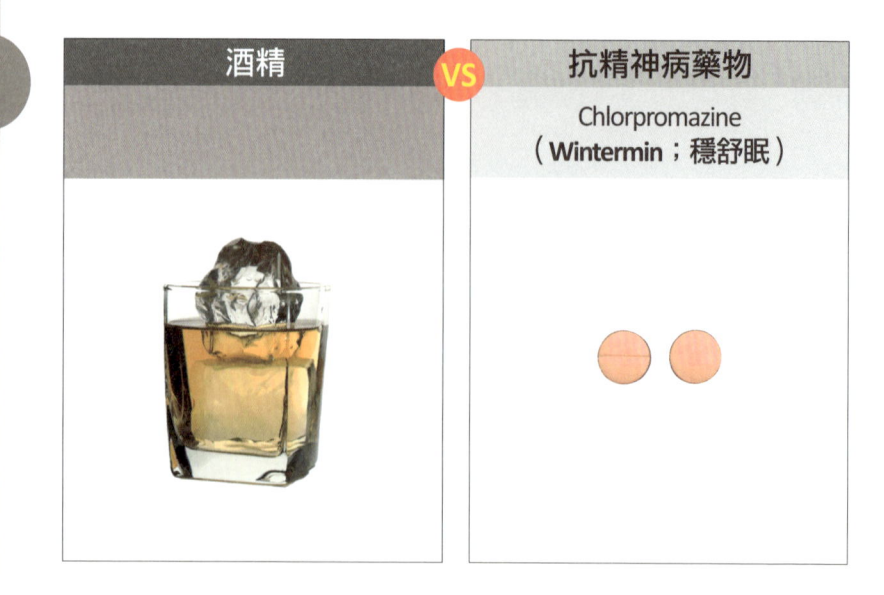

酒精	VS	抗精神病藥物
		Chlorpromazine（Wintermin；穩舒眠）

案例

38 歲的王先生是家中主要經濟支柱，半年前哥哥中風後，家中所有重擔全落在王先生一人身上，壓力太大的結果導致王先生罹患精神疾患，求助身心醫學科後接受藥物治療，包括按時 1 天 2 次使用 Chlorpromazine（Wintermin；穩舒眠），情緒恢復穩定也沒有特殊的藥物不良反應發生。近日，他感覺同事針對他竊竊私語，令他情緒陷入低潮，返家後狂飲米酒，希望藉由酒精來麻醉自己，然而借酒澆愁愁更愁，不僅心情得不到慰藉，身體還出現眼睛往上吊、歪嘴以及說話說不清楚的現象，家屬見狀後緊急送醫，打針後慢慢恢復正常，醫師的診斷是發生錐體外徑症候（Extrapyramidal symptoms, EPS）。

錐體外運動系統位於大腦中負責運動協調的功能，當錐體外運動系統受到干擾（例如藥物）時，身體的動作會變得不靈活或僵硬。Chlorpromazine（Wintermin；穩舒

眠）是一種常用的抗精神病藥物，除此之外，也可應用在嘔吐與打嗝的症狀緩解。

穩舒眠使用後可能有尿液變色、昏睡、暈眩、心跳太快、姿勢性低血壓、便秘、帕金森氏症與遲發性運動困難等讓人不舒服的不良反應。王先生接受穩舒眠治療期間僅發生便秘，並沒有其他不良反應，然而在飲酒後發生嚴重身體不適，主要是因為**酒精增強了穩舒眠的中樞神經抑制作用，尤其錐體外運動系統過度的抑制，使肌肉張力協調與運動功能受損**，導致王先生**產生眼歪嘴斜與口齒不清的現象**，因此在穩舒眠的治療期間建議避免飲酒。

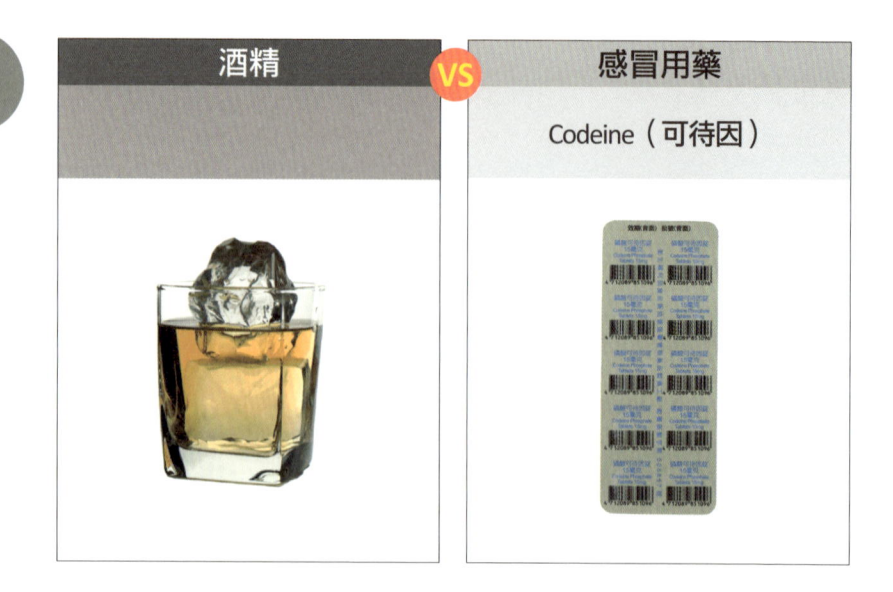

酒精	VS	感冒用藥
		Codeine（可待因）

案例

　　張先生年前就感冒了，還沒痊癒之際，又逢大陸沙塵暴，空氣品質極為不佳，使原就脆弱的上呼吸道越發敏感，兩週來不斷咳嗽。由於他從事貿易工作需經常面對客戶及大量說話，嚴重咳嗽造成工作上的不便，令他十分困擾。至醫院就診後，醫師開立 Codeine（可待因），正當藥師告知注意事項前，張先生因亟欲緩解咳嗽，當場依照藥袋指示服用並且離開，服藥後確實感到舒服。當晚即與客戶約定晚餐並飲酒作樂，然而隔天卻睡到中午才起床，並且感到昏昏沉沉。

　　根據統計，台灣地區15歲以上人口之喝酒盛行率為18.83%，以男性為多，約占29.18%，女性則是7.80%，含酒精的飲料常常在許多場合中扮演助興或拉近彼此間距離的角色。當血中酒精的濃度到達50至100 mg/dl（0.05%至0.10%）時產生反應時間延長以及"High"的感覺，隨著濃

度的增加對中樞神經的抑制作用也越強，酒精血中濃度超過400 mg/dl（0.4%）時可能發生嚴重呼吸抑制作用，甚至導致死亡。

　　Codeine（可待因）存在天然的罌粟種子中，也是鴉片中嗎啡類生物鹼的成分之一，藉由抑制延髓之咳嗽中樞的興奮性，因而具有強效的止咳效果。可待因對其他中樞神經細胞也有抑制作用，因此使用時可能有嗜睡、頭重腳輕、噁心嘔吐或便秘等現象。

　　張先生使用Codeine（可待因）來改善咳嗽症狀，但是於用藥期間飲酒，**造成中樞神經抑制作用產生加成的現象，使鎮靜與嗜睡的副作用增強**，才會一覺到中午，錯失應該上班的時間。建議民眾在使用具有中樞神經抑制作用的藥品，如鎮靜藥與安眠藥時，應避免飲酒。

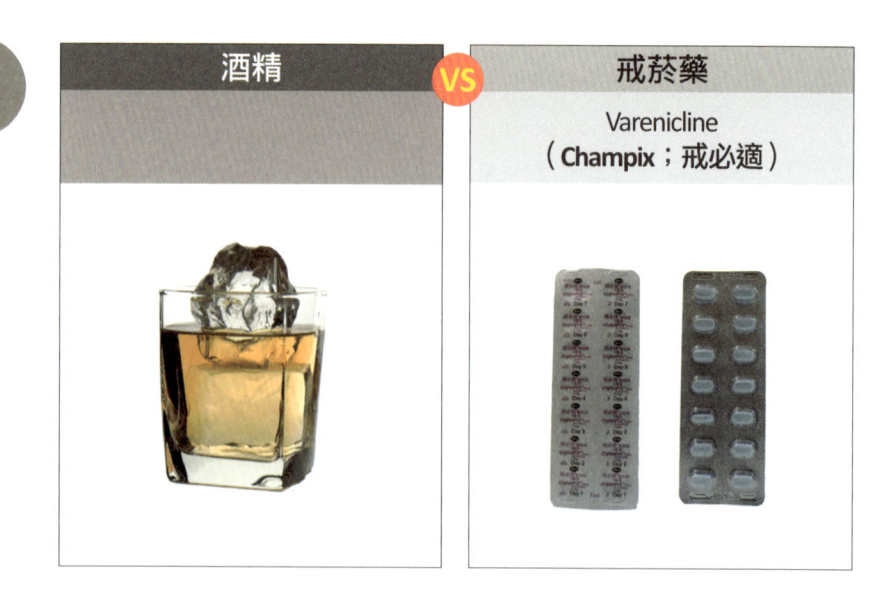

酒精 VS 戒菸藥
Varenicline
(Champix；戒必適)

案例

　　李先生從事汽車修理工作，每天抽 2 至 3 包菸，工作時會飲用含有酒精的提神飲料，下班後也經常找同事小酌一番，但是都沒有喝到「斷片」（blackout）的經驗。他是位大菸槍並且有嚴重酗酒的問題，然而這些問題他都沒有尋求醫療上的協助。上個星期李先生因慢性咽喉炎久醫不癒總算下定決心戒菸，他開始使用醫師處方的戒菸藥 Champix（戒必適），但是貪杯的習慣依舊。某天晚上參加朋友的喜宴並且喝了很多酒，不僅當場出現攻擊行為，回家休息後情緒更低落到想自殺，朋友見狀怕發生意外於是將李先生送到急診以防萬一，經過詳細的評估後，推測李先生的行為異常是戒必適與酒精發生交互作用的結果。

　　根據國健署統計，我國總人口吸菸率約 13%，約 3 百萬人正在吸菸。抽菸可促進大腦報償系統釋放較多的多巴胺（Dopamin），讓人產生愉悅的感覺，癮君子一旦停止

吸菸，不但情緒受影響，尼古丁戒斷症狀（噁心、失眠、焦慮、體重增加等）使菸癮更難擺脫，從 2019 年我國 6 個月戒菸成功率只有 25% 的數據來看，其難度可見一般。

目前用在戒菸的藥物主要有 2 種選擇，包括含尼古丁的咀嚼錠（或貼片）與 Champix（戒必適）。戒必適不含尼古丁，它的藥用成分是 Varenicline，有每顆 0.5 毫克與 1 毫克 2 種規格，每個戒菸流程為期 12 週，可以依照個案的戒菸與身體狀況調整。戒必適與香菸裡的尼古丁相同，都會與大腦裡的尼古丁受體結合，服用戒必適讓身體以為仍然在抽菸，但是戒必適產生的作用比較小，因此可以逐步減少對尼古丁受體的刺激；另一方面，戒必適刺激腦中多巴胺釋放，有助於減輕戒斷症狀，在雙重的作用下幫助癮君子戒除菸癮。

在台灣的社交活動中，抽菸與喝酒常常一起出現，因此同時具有菸癮與酒癮的人不在少數，然而，使用戒必適戒菸期間應該減少酒精的攝取。2015 年 3 月 9 日美國食品藥物管理署（FDA）的安全警示指出，戒必適使某些病人降低對酒精之耐受度，造成酒醉情形加重、出現不尋常或攻擊行為、或發生失憶，少數案例甚至發生自殺行為。李先生於戒必適治療期間，並未依照醫師與藥師的建議減少飲酒，不但如此，在婚宴上飲用了比平常更多量的酒，使得李先生發生嚴重脫序的行為，原本要給新人「祝福」的美事，卻演變成自己「住院」的憾事。

藥物索引：依藥品成分英文順序排列

A

Acetaminophen（Panadol；普拿疼）…264, 280, 281
Acetylsalicylic acid（Bokey；伯基；俗稱阿斯匹靈）…58, 68, 73, 151, 228, 257
Acyclovir（Zovirax；艾賽可威）…122
Agomelatin（Valdoxan；煩多閃）…160
Alendronate（Fosamax；福善美）…232, 259
Allopurinol（異嘌呤醇）…136
Alprazolam（Xanax；贊安諾）…162, 175, 219
Amiodarone（Cordarone；臟得樂）…32, 63, 90, 91
Amoxicillin（Amoxicillin；安蒙西林）…260
Apixaban（Eliquis；艾必克凝）…60, 61, 63, 65, 67, 71
Atenolol（Tenormin；天諾敏錠）…55, 56
Atorvastatin（Tulip；妥寧）…34, 84, 134

B

Baclofen（Lioresal；利爾舒）…138
Baloxavir Marboxil（Xofluza；紓伏效）…124
Barbiturates（巴比妥類藥物）…198, 208, 219
Biperiden（Akineton；安易能）…248
Bromocriptine（Volbro；歐普酪）…156
BZD 類（benzodiazepine；苯二氮平）安眠藥…162, 166, 174, 175, 218

C

Carbamazepine（Tegretol；癲通）…75, 95, 140, 142, 154, 182
Chlorpromazine（Winsumin；穩舒眠）…164, 180, 286

Cholesyramine Resin（Choles Powder；可利舒散）…36
Cimetidine（Stogamet；瑞胃得）…231, 258
Ciprofloxacin（Ciproxin；速博新）…76, 87, 91, 160, 161
Clarithromycin（Klaricid；開羅理黴素）…43, 50, 78, 81
Clopidogrel（Plavix；保栓通）…38, 68, 257
Clozapine（Clozaril；可致律錠）…234
Codeine（可待因）…174, 208, 288
Colchicine（Colchicine；秋水仙素）…78
Combivir（卡貝茲）…108
Cyclosporine（Sandimmun Neoral；新體睦）…92, 104, 200, 203, 212, 222

D

Dabigatran（Pradaxa；普栓達）…61, 62, 65, 67
Desmopressin（Minirin；迷你寧）…40
Diclofenac（Voltaren；服他寧）…66, 118
Digoxin（Lanoxin；隆我心；俗稱毛地黃）…42, 44, 46, 210
Dolutegravir（Tivicay；汰威凱）…126
Dronedarone（Multaq；脈泰克）…62
Durogesic D-Trans Transdermal Patch（Fentanyl；吩坦尼穿皮貼片劑）…32

E

Edoxaban（Lixiana；里先安）…61, 63, 64, 67
Enalapril（Enalatec；益壓穩）…101, 150
Ergotamine Tartrate & Caffeine Anhydrous（Cafergot；加非葛錠）…80, 130
Erythromycin（Erythromycin；紅黴素）…42, 46, 68, 79, 80

藥物索引

Escitalopram（Leeyo；離憂）…88, 168, 171
Esomeprazole（Nexium；耐適恩）…39, 110
Estazolam（Eurodin；悠樂丁）…166, 175, 219

F

Fedratinib（Inrebic；恩瑞比）…70
Felodipine（Plendil；普心寧）…112, 140, 220
Fenofibrate（Lipanthyl；弗尼利脂寧）…72
Fluconazole（Diflucan；泰復肯）…61, 102, 104, 106, 113, 163, 225
Flucytosine（Flusine；弗路欣錠）…108
Fluoxetine（Prozac；百憂解）…169, 170, 180, 247
Fluvoxamine（Luvox；無鬱寧）…161, 184, 231, 272
Furosemide（Lasix；來適泄）…40, 44
Fusidate Sodium（Fucidin；服即淨）…82, 84

G

Glibenclamide（Euglucon；糖必鎮）…76, 284
Gliclazide（Kludone MR；速糖淨）…54
Glimepiride（Amaryl；瑪爾胰）…76

H

Haloperidol（Haldol；好度）…172, 187

I

Insulin Glargine（Toujeo；糖德仕注射劑）…274
Isoniazid + Rifampicin + Pyrazinamide（Rifater；衛肺特）…64
Isoniazid（INH；異菸鹼醯錠）…142

Itraconazole（Sporanox；適撲諾）…34, 60, 103, 110, 112, 114, 162, 203, 224

L

Lamotrigine（Lamictal；樂命達錠）…158
Ledipasvir & Sofosbuvir（Harvoni；夏奉寧）…128
Levodopa & Benserazide（Madopar HBS；美道普）…146
Levodopa / Carbidopa（Sinemet；心寧美）…146, 148
Levofloxacin（Cravit；可樂必妥）…77, 86, 91, 241
Levothyroxine（Eltroxin；昂特欣）…48, 73
Linezolid（Zyvox；采福適）…88, 148
Lithium（Calith；鋰鹽）… 187, 228
Lopinavir & Ritonavir（Kaletra；快利佳錠）…130
Lorazepam（Ativan；安定文）…175, 219

M

Magnesium Oxide（MgO；氧化鎂）…58, 164
Metformin（Glucopage；庫魯化）…126, 282
Methadone（美沙冬）…102
Methotrexate（MTX；滅殺除癌錠）…152, 242
Methotrexate（Trexan；治善）…98
Methylphenidate（Ritalin；利他能）…176
Metoclopramide（Primperan；腹寧朗）…170
Midodrine（Midorine；邁妥林）…48
Moclobemide（Aurorix；歐蕾思）…178, 180, 246
Morphine sulfate（Morphine；硫酸嗎啡錠）…138
Moxifloxacin（Avelox；威洛速）…77, 87, 90
Mycophenolate mofetil（Cellcept；山喜多）…104

藥物索引

N

Nifedipine（Adapine；壓悅達）…50
Nitroglycerin（NTG；耐絞寧；硝化甘油舌下錠）…52
Norfloxacin（Baccidal；滅菌樂爾）…240
NSAIDs（非類固醇類消炎止痛藥）…59, 66, 78, 119, 150, 152

O

Olanzapine（Zyprexa；金普薩）…182
Omeprazole（Losec；樂酸克）…38, 111
Oseltamivir（Tamiflu；克流感）…132

P

Paxlovid（倍拉維）…134
Phenobarbital（Luminal；苯巴比特魯）…74
Phenytoin（Dilantin；癲能停）…120, 154
Posaconazole（Posanol；波賽特）…61, 103, 113
Prednisolone（prednisolone；樂爾爽）…192
Prednisolone（去氫羥化腎上腺皮質素）…104
Propranolol（Inderal；心律錠）…54
Propranolol（Inderal；恩特來）…172
Propranolol（Inderal；普潘奈）…270
Pseudoephedrine（偽麻黃鹼）…178, 198

Q

Quinidine（奎尼丁）…106, 186

R

Ramelteon（Rozerem；柔速瑞）…184
Rifampin（Rifampicin；立汎黴素）…82, 92, 94, 117
Rifampin/Ethambutol/Isoniazid/Pyrazinamide（AKuriT-4；立剋核 -4）…65, 116
Risperidone（Seridol；賽力多）…176
Rivaroxaban（Xarelto；拜瑞妥）…61, 63, 65, 66, 68, 70
Rizatriptan（Rizatan；羅莎疼）…145, 156
Rosuvastatin（Crestor；冠脂妥）…35, 84, 128, 202, 217

S

Selegiline（Eldepryl；帕定平）…168
Sildenafil（Viagra；威而鋼）…52
Silodosin（Urief；優列扶）…114
Spironolactone（Aldactone；安達通）…101, 244
Sumatriptan（Imigran FDT；英格明速溶錠）…144

T

Tacrolimus（Prograf；普樂可復）…92, 104, 222
Tadalafil（Cialis；犀利士）…52
Terbinafine（Lamisil；療黴舒）…116, 225
Tetracycline HCl（Tetracycline；鹽酸四環素、四環黴素、金黴素或土黴素）…46, 96, 190, 241
Theophylline（Thoin；喘克）…155, 236
Theophylline（Xanthium；善寧）…136, 154, 266
Trimethoprim-Sulfamethoxazole（Baktar；撲菌特）…98, 100, 204

藥物索引

V

Valproic acid（Depakine；帝拔癲）…122, 154, 158
Valsartan（Diovan；得安穩）…100
Verapamil（Isoptin SR；心舒平）…56, 203, 221, 231
Varenicline（Champix；戒必適）…290
Voriconazole（Vfend；黴飛）…103, 113, 118, 120, 163

flW / Z / 其他

Warfarin（Coumadin；可邁丁）…67, 69, 71, 72, 74, 132, 194, 196, 226, 238, 250, 252, 254, 268
Ziprasidone（Geodon；哲思）…186
口服避孕藥…94, 230, 276

國家圖書館出版品預行編目資料

這些藥 不能一起吃：遠離藥物交互作用 120 例 / 何振珮，何銘喜，邱鴻義，張維舜，陳仲揚，陳怡珊，彭鳳宜，黃欣怡，黃詠銘，劉采艷合著 . -- 增訂二版 . -- 臺北市：原水文化出版：英屬蓋曼群島商家庭傳媒股份有限公司城邦分公司發行, 2025.05

　面；　公分 . -- (Dr. Me；HD0158Y)

ISBN 978-626-7521-66-3(平裝)

1.CST: 藥學 2.CST: 藥物作用

418　　　　　　　　　　　　　　　　114005630

Dr. Me HD0158Y

這些藥 不能一起吃〔暢銷增訂版〕
遠離藥物交互作用 120 例

作　　　者／	花蓮慈濟醫院藥學部（＊依姓名筆畫排序） 何振珮・何銘喜・邱鴻義・張維舜・陳仲揚・陳怡珊・彭鳳宜・黃欣怡・黃詠銘・劉采艷
攝影（西藥部分）／	花蓮慈濟醫院公共傳播室 楊國濱 ｜ 花蓮慈濟醫院藥學部臨床藥師 丁鈺龍
選　　　書／	林小鈴
責 任 編 輯／	潘玉女
行 銷 經 理／	王維君
業 務 經 理／	羅越華
總　編　輯／	林小鈴
發　行　人／	何飛鵬
出　　　版／	原水文化 台北市南港區昆陽街 16 號 4 樓 電話：（02）2500-7008　傳真：（02）2500-7759 E-mail：H2O@cite.com.tw　FB：原水健康相談室
發　　　行／	英屬蓋曼群島商家庭傳媒股份有限公司城邦分公司 台北市南港區昆陽街 16 號 8 樓 書虫客服服務專線：02-25007718；25007719 24 小時傳真專線：02-25001990；25001991 服務時間：週一至週五上午 09:30 ～ 12:00；下午 13:30 ～ 17:00 讀者服務信箱：service@readingclub.com.tw
劃 撥 帳 號／	19863813；戶名：書虫股份有限公司
香 港 發 行／	城邦（香港）出版集團有限公司 香港九龍土瓜灣土瓜灣道 86 號順聯工業大廈 6 樓 A 室 電話：(852)2508-6231　傳真：(852)2578-9337 電郵：hkcite@biznetvigator.com
馬 新 發 行／	城邦（馬新）出版集團 41, Jalan Radin Anum, Bandar Baru Sri Petaling, 57000 Kuala Lumpur, Malaysia. 電話：(603) 90563833　傳真：(603) 90576622 電郵：services@cite.my
美 術 設 計／	劉麗雪
增 訂 一 版／	2021 年 6 月 15 日
增 訂 二 版／	2025 年 5 月 27 日
定　　　價／	480 元（紙本書）　340 元（電子書）
I S B N／	978-626-7521-66-3（平裝） 978-626-7521-67-0（EPUB）

有著作權・翻印必究（缺頁或破損請寄回更換）

城邦讀書花園
www.cite.com.tw

——原水文化——
您的健康,原水把關

―原水文化―
您的健康，原水把關